医宗金鉴白话解及医案助读丛书

医宗金鉴妇科心法要诀
白话解及医案助读

总主编　吴少祯

主　编　胡小荣

中国健康传媒集团
中国医药科技出版社

内 容 提 要

　　《医宗金鉴》是学习中医的经典读物，书中歌诀朗朗上口，备受读者欢迎。其中卷四十四至卷四十九为《妇科心法要诀》，内容包涵妇产科经、带、胎、产、杂证及乳证、前阴证等诸门诸证。

　　本书将原著中歌诀翻译为现代白话文，并联系临床实际进行全面解读，以帮助读者理解记忆。全书通俗易懂，贴近临床，适合中医学习者阅读参考。

图书在版编目（CIP）数据

　　医宗金鉴妇科心法要诀白话解及医案助读 / 胡小荣主编. —北京：中国医药科技出版社，2020.8

　　（医宗金鉴白话解及医案助读丛书）

　　ISBN 978-7-5214-1861-3

　　Ⅰ. ①医…　Ⅱ. ①胡…　Ⅲ. ①中医妇科学–中国–清代　Ⅳ. ①R271.1

　　中国版本图书馆 CIP 数据核字（2020）第 093957 号

美术编辑　陈君杞
版式设计　易维鑫

出版　**中国健康传媒集团 | 中国医药科技出版社**
地址　北京市海淀区文慧园北路甲 22 号
邮编　100082
电话　发行：010-62227427　邮购：010-62236938
网址　www.cmstp.com
规格　710×1000mm　1/16
印张　14
字数　156 千字
版次　2020 年 8 月第 1 版
印次　2022 年 3 月第 2 次印刷
印刷　三河市万龙印装有限公司
经销　全国各地新华书店
书号　ISBN 978-7-5214-1861-3
定价　**36.00 元**

获取新书信息、投稿、为图书纠错，请扫码联系我们。

《医宗金鉴白话解及医案助读丛书》

编委会

总主编 吴少祯

编 委（按姓氏笔画排序）

王 飞　王 敏　石 强　李禾薇

李超霞　杨凤云　杨文龙　吴晓川

邹国明　张 波　张光荣　张芳芳

范志霞　金芬芳　胡小荣　饶克瑯

贾清华　常 地　谢静文

前言

　　中医学经过数千载的发展，历朝历代存留后世的医籍浩若瀚海，哺育一代又一代的杏林学子。《医宗金鉴》是由清朝政府组织编写的一套医学教科书性质的医籍，是医者学习的重要参考书籍。

　　《医宗金鉴》共九十卷，其中卷四十四至卷四十九为《妇科心法要诀》，总结梳理了前人在妇产科方面的知识经验并加以提高，形成了较系统完备的中医妇科学体系。内容涵盖妇产科经、带、胎、产、杂证及乳证、前阴证等诸门诸证。每门先写总括，再写具体病证及常用选方。

　　本书将原著中歌诀翻译为现代白话文，部分歌诀附有医案助读，以帮助读者理解记忆。编写忠实于原文，力争语言流畅，通俗易懂，条理清晰，逻辑性强。希望本书对后世学者在学习中能够有所裨益，则善莫大焉！

编　者

2020 年 5 月

目录

医宗金鉴卷四十四

调经门

妇科总括

【原文】　　　男妇两科同一治，所异调经崩带癥。

　　　　　　　嗣育胎前并产后，前阴乳疾不相同。

〖注〗妇人诸病，本与男子无异，故同其治也。其异于男子者，惟调经、经闭、带浊、崩漏、癥瘕、生育子嗣、胎前、产后诸病，及乳疾、前阴诸证不相同耳。故立妇人一科，以分门而详治焉。业是科者，必先读方脉、心法诸书，然后读此，自有豁然贯通之妙。

【提要】指出男女疾病的治疗方法相同，但女性有不同于男性的特有疾病。

【白话文】

　　女子的疾病，本质上跟男子的疾病是没有什么区别的，所以治疗方法相同。与男子不同的地方是，女子有月经不调、闭经、带下病、崩漏病、癥瘕、孕育后代、妊娠病、产后病以及乳腺疾病、外阴病等一些特殊的疾病。所以专门设立妇科，用以专门分治妇科疾病。从事这一科的医者，一定要熟读经方脉法、心法这些医书，然后读此心法要诀，自然就能融会贯通。

天癸月经之原

【原文】　先天天癸始父母，后天精血水谷生。

女子二七天癸至，任通冲盛月事行。

〔注〕先天天癸，谓肾间之动气，乃禀自父母，资其始也；后天精血，谓水谷之所化，得之形成之后，资其生也。经曰：女子一七而肾气盛，谓肾间动气盛也。二七而天癸至，谓先天癸水中之动气，至于女子胞中也。冲为血海，任主胞胎，冲任皆起于胞中，所以任脉通，太冲脉盛，月事以时下，故能有子也。

【提要】概述天癸的来源、成熟及与月经的关系。

【白话文】

先天天癸之精，是肾间动气所化生，是禀承自父母，以滋养天癸；后天精血，是水谷之气所化生，得之成形后，以助天癸生成。《内经》曰：女子七岁时肾气盛，是指两肾间的真气旺盛；十四岁时天癸至，是天癸中的真气到达女子胞宫所致。冲脉是为血海，任脉主胞胎，冲任二脉均起源于胞宫，故任脉通畅，冲脉气血充盛，天癸至，月经来潮，进入可以生育的年龄。

妇人不孕之故

【原文】　不子之故伤任冲，不调带下经漏崩。

或因积血胞寒热，痰饮脂膜病子宫。

〔注〕女子不孕之故，由伤其任、冲也。经曰：女子二七而天癸至，任脉通，太冲脉盛，月事以时下，故能有子。若为三因之邪伤其冲任之脉，则有月经不调、赤白带下、经漏、经崩等病生焉；或因宿血积于胞中，新血不能成孕；或因胞寒胞热，不能摄精成孕；或因体盛痰多，脂膜壅塞胞中而不孕。皆当细审其因，按证调治，自能有子也。

【提要】概述了妇女不孕的相关病因病机。

【白话文】

女子不孕，是因为冲脉、任脉受损。《内经》曰："女子二七而天癸至，任脉通，太冲脉盛，月事以时下，故有子。"若三因之邪损伤冲任，则易出现月经不调、赤白带下、经漏、经崩等疾病；或者因有瘀血积聚于胞中，新血不生而不能受孕；或者因胞中有寒有热，不能摄精成孕；或因素体痰盛，壅塞胞宫而致。治疗的时候应当仔细审察病因，辨证施治，自然能生育。

月经之常

【原文】　月经三旬时一下，两月并月三居经。

一年一至为避年，一生不至孕暗经。

〖注〗女子阴类也，以血为主。其血上应太阴，下应海潮，月有盈亏，潮有朝夕，月经三旬一下与之相符，故又谓之月水、月信也。女子月经一月一行者，其常也。或先，或后，乃其病也。然亦有两月一行谓之并月者；有三月一行，谓之居经者；有一年一行，谓之避年者；有一生不行而依然能孕育，谓之暗经者。此所禀之不同，而亦非病，不需治也。

【提要】概述了妇女月经周期的特殊情况。

【白话文】

女子属阴，以血为主，其血上应月亮，下应海潮。月有盈缺，海潮有朝夕；月经30天来潮一次，故又称之为月水、月信。女子月经1个月行经一次，是正常现象。或提前，或延后，都属于不正常现象。然而也有月经每2个月来潮一次，称之为并月；月经每3个月来潮一次，称之为居经；月经一年来潮一次，称之为避年；也有一生未行经而依然能受孕者，称为暗经。这是先天禀赋不同，而非疾病，无需治疗。

月经异常

【原文】　　经期吐血或衄血，上溢妄行曰逆经。

受孕行经曰垢胎，受孕下血漏胎名。

〖注〗妇女月经一月一下，此其常也。若经行而吐血、衄血、上溢妄行者，是谓逆经；有受孕之后，月月行经而产子者，是谓垢胎；有受孕数月，其血忽下而胎不陨者，是谓漏胎。此皆月经之异乎常者也。

【提要】概述了妇女月经异常的情况。

【白话文】

女子月经1个月一行，这是正常现象。如果行经期伴有吐血、衄血，此为阴血上溢妄行，称之为逆经；也有怀孕之后，每月月经都有来潮而正常生育者，称之为垢胎；或者是妊娠数月，突然有阴道流血，但是胎儿无损者，称之为漏胎。这些都是月经的异常现象。

外因经病

【原文】　　　天地温和经水安，寒凝热沸风荡然。
　　　　　　　邪入胞中任冲损，妇人经病本同参。

〔注〕经曰：天地温和，则经水安静；天寒地冻，则经水凝泣；天暑地热，则经水沸溢；卒风暴起，则经水波涌而陇起。六淫之邪入于胞中，则损伤冲任，故妇人经病本此同参也。如寒则血凝，热则血沸，风则血荡然波涌而大下，亦犹经水之被寒、热、风而不得安澜也。

【提要】概述了外因影响妇女月经的相关病因病机。

【白话文】

《内经》曰："天地温和，则经水安静；天寒地冻，则经水凝泣；天暑地热，则经水沸溢；卒风暴起，则经水波涌而陇起。"六淫之邪侵袭胞宫，则损伤冲任，所以女子的月经病也要从这一方面来论治。

内因经病

【原文】　　　妇人从人不专主，病多忧忿郁伤情。
　　　　　　　血之行止与顺逆，皆由一气率而行。

〖注〗妇人从人，凡事不得专主，忧思、忿怒、郁气所伤，故经病因于七情者居多。盖以血之行、止、顺、逆，皆由一气率之而行也。

【提要】概述了情志内因影响妇女月经的相关病因病机。

【白话文】

大部分的女性，一旦碰到不顺心的事情，容易受忧思、忿怒、肝气郁结所伤，所以七情因素是月经病的常见病因。凡月经的来潮、终止、是否顺畅、是否出现逆经，都跟气的统帅作用有关。

不内外因经病

【原文】　　　血者水谷之精气，若伤脾胃何以生。

　　　　　　不调液竭血枯病，合之非道损伤成。

〖注〗血者，水谷之精气也。在男子则化为精；在妇人则化为血，上为乳汁，下为月水。若内伤脾胃，健运失职，饮食减少，血无以生，则经必不调。亦有女子天癸既至，逾期不得与男子合，未期思与男子合，与夫经正行时而合，此皆合之非道，亦致不调。或过淫、合多则液竭；产多、乳众则血枯，亦皆能损伤阴血致成经病也。

【提要】概述了不内外因影响妇女月经的相关病因病机。

【白话文】

血，是水谷之精气所化生。在男子体内化生为精；在女子体内化生为血，在上为乳汁，在下为经血。如果脾胃受损，运化功能失职，饮食减少，血无以化生，则易出现月经不调。也有女子天癸已至，过长时间不与男子交合，或没有与男子交合的意愿，或与丈夫于行经时交合，这些非正常的交合现象，也可导致月经不调。或性生活过频过多则会导致津液枯竭，多产多育则精血干枯，也都能成为损伤阴血而导致月经病的原因。

血色不正病因

【原文】　　血从阳化色正红，色变紫黑热之征。

　　　　　　黄泔淡红湿虚化，更审瘀块暗与明。

〖注〗血属阴，从阳化，故其色以正红为正，虽有经病，亦易为治也。若色变深红、紫黑，乃热之征也；或黄如米泔，乃湿化也；浅淡红白，乃虚象也。更当审其有瘀、有块、色暗、色明以治之。若暗而紫黑，兼见冷证，多属寒凝；若明而紫黑，兼见热证，多属热结也。

【提要】概述了妇女经血颜色异常的相关病因病机。

【白话文】

血为阴，从阳化生，所以正常的血色应该是正红色；虽然为月经病，但比较容易治疗。若经血色深红、紫暗，是血热的征象；或者颜色黄如米泔水，则是湿气蕴结；若颜色淡红，则是血虚的表现。还应当审察其经血是否有瘀血、有血块、颜色是暗还是鲜明以指导治疗。若经血色暗而紫黑，并兼见有寒证，多属寒气凝结所致；若经血色红而发紫，兼见热象，多属于热结胞宫所致。

气秽清浊病因

【原文】　　　热化稠黏臭必秽，寒化清彻臭则腥。

内溃五色有脏气，时下而多命必倾。

〖注〗凡血为热所化，则必稠黏臭秽；为寒所化，则必清彻臭腥。若是内溃，则所下之物杂见五色，似乎脓血。若更有脏腐败气，且时下不止而多者，是危证也，其命必倾矣！

【提要】概述了妇女所下之物气秽清浊的相关病因病机。

【白话文】

凡血热者，则可见经血黏稠伴臭秽难闻；血寒者，则经血清稀冷彻伴有腥臭味。如是胞宫内溃，所下之血多见杂陈五色，很像脓血；还有像内脏腐败的气味，且时下不止且量多，是很危重的病证，有危及性命的可能。

愆期前后多少

【原文】　　　经来前后为愆期，前热后滞有虚实。

淡少为虚不胀痛，紫多胀痛属有余。

〖注〗经来或前，或后，谓之愆期，皆属经病。经来往前赶，日不足三旬者，属血热。若下血多，色深红而浊，则为有余之热；若下血少，色浅淡而清，则为不足之热也。经来往后退，日过三旬后者，属血滞。若色浅淡、血少，不胀痛者，则属气虚，血少涩滞，不足之病；若色紫、血多，腹胀痛者，则属气实，血多瘀滞，有余之病也。

【提要】概述了月经愆期、经量多少的相关病因病机。

【白话文】

月经或提前，或推后，称之为愆期，都属于月经病的范畴。月经提前者，多属血热。若经血量多，颜色深红而浑浊，则为实热；若经血量少，颜色淡红质清稀，则为虚热。月经推后者，多属血滞。若颜色淡红，经血量少，经行不伴胀痛者，多属气虚引起血少涩滞，此为虚瘀之证。若经色紫暗，血量较多，且伴有小腹胀痛，则属于气实导致经血瘀滞，这是邪气有余的病证。

经行发热时热

【原文】　　　经行发热时潮热，经前血热经后虚。

发热无时察客热，潮热午后审阴虚。

〔注〕经行发热，时热潮热之病，若在经前则为血热之热，经后则为血虚之热。发热时热，多是外感，须察客邪之热。午后潮热，多属里热，当审阴虚之热也。

【提要】概述了经行发热的相关病因病机。

【白话文】

行经期发热，症见时有发热或者潮热。如在经前期发热则多为血热所致，经后期发热多为血虚所致。发热时作不止，多是外感病所致，也就是外感六淫之邪所引起的发热。午后潮热，多为里热所致，多见于阴虚发热。

经行寒热身痛

【原文】　经来寒热身体痛，当分荣卫与虚实。

有汗不胀卫不足，无汗而胀荣有余。

〖注〗经来之时，恶寒、发热、身体疼痛者，当分荣卫虚实。若发热、恶寒、身痛不胀而有汗者，属卫虚荣不足；若发热、恶寒、身胀痛而无汗者，属荣实卫有余也。

【提要】概述了妇女经期寒热身痛的相关病因病机。

【白话文】

月经来潮的时候，出现恶寒、发热、身体疼痛的，应当分清荣卫虚实。如果发热、恶寒、身痛不胀而伴汗出者，多因卫气虚而荣血不足；如发热、恶寒、身体胀痛而没有汗出者，多因荣血实、卫气有余所致。

经行腹痛

【原文】　腹痛经后气血弱，痛在经前气血凝。

气滞腹胀血滞痛，更审虚实寒热情。

〖注〗凡经来腹痛，在经后痛，则为气血虚弱；经前痛，则为气血凝滞。若因气滞血者，则多胀满；因血滞气者，则多疼痛。更当审其凝滞作胀痛之故，或因虚、因实、因寒、因热而分治之也。

【提要】概述了妇女经行腹痛的相关病因病机。

【白话文】

凡经行腹痛，若在经后腹痛，多为气血虚弱，不荣则痛；若在经前腹痛，多因气滞血瘀，不通则痛。若因气郁而血滞者，多表现为腹部胀满；若因血瘀而致气郁者，则多表现为疼痛。应进一步审察其胀痛的原因，分清虚实寒热而辨证论治。

经行泻吐

【原文】　　经行泄泻是脾虚，鸭溏清痛乃寒湿。

　　　　　　胃弱饮伤多呕饮，食伤必痛吐其食。

〖注〗经行泄泻，乃脾虚也。若鸭溏冷痛，是寒湿也。经行呕吐，是胃弱也。若呕出涎饮，则是伤饮；若吐出食物，则是伤食。然伤食者多痛而吐食，伤饮者不痛而呕饮也。

【提要】概述了妇女行经期泻吐的相关病因病机。

【白话文】

行经期泄泻，多因脾虚所致。若大便溏稀伴小腹冷痛，多属寒湿。经行呕吐，多因胃弱。若呕吐物为涎沫水饮，多是伤于水饮；若呕吐物为食物，多是伤食所致。伤食所致的呕吐，多伴随有胃痛；伤于水饮所致的呕吐，一般不伴有胃部疼痛。

错经妄行成吐衄崩

【原文】　　逆行吐血错行崩，热伤阴阳络妄行。

　　　　　　血多热去当用补，血少虽虚须主清。

〔注〕妇女经血逆行，上为吐血、衄血，及错行下为崩血者，皆因热盛也。伤阴络则下行为崩，伤阳络则上行为吐衄也。若去血过多，则热随血去，当以补为主；如血少热尚未减，虽虚仍当以清为主也。

【提要】概述了妇女经血逆乱成吐、衄、崩时的病因病机及治法。

【白话文】

妇女有经血向上逆行的，多表现为吐血、衄血，以及经血错行向下而导致血崩的，都是因为热盛的关系。热盛伤阴络则血错下行表现为血崩，伤于阳络则血逆上行表现为吐血、衄血。若出血过多，则热随血去，治法当以补益为主；若出血少而热证犹在者，虽体质虚但治法仍应以清热为主。

经水过多兼时下白带

【原文】　　　多清浅淡虚不摄，稠黏深红热有余。

　　　　　　　兼带时下湿热秽，形清腥秽冷湿虚。

〔注〕经水过多，清稀浅红，乃气虚不能摄血也；若稠黏深红，则为热盛有余。或经之前后兼赤白带，而时下臭秽，乃湿热腐化也；若形清腥秽，乃湿瘀寒虚所化也。

【提要】概述了妇女经水过多兼时下白带的相关病因病机。

【白话文】

经血过多，质清稀色浅红，多因气虚不能摄血所致；若质稠黏色深红，多为热盛迫血妄行所致。还有经行前后出现赤白带下，并且伴有臭秽味，多因胞宫湿热蕴结腐化所致；若带下清稀伴有腥臭味，多是胞宫虚寒，寒湿瘀阻所致。

调经证治

四君子汤　异功散　六君子汤　香砂六君子汤　七味白术散
参苓白术散　归脾汤　逍遥散　八珍汤　十全大补汤
双和饮　养荣汤　理中汤

【原文】　补养元气四君子，参苓术草枣生姜。

异功加陈兼理气，虚痰橘半六君汤。

呕吐香砂六君子，渴泻七味藿葛香。

脾泻参苓白术散，薏桔山莲砂扁方。

思虑伤脾损心血，归脾归芪枣远香。

减参加柴归芍薄，逍遥调肝理脾方。

合物八珍兼补血，芪桂十全大补汤。

去参苓术双和饮，去芎加陈养荣汤。

脾胃虚寒吐且泻，理中减苓加干姜。

〖注〗四君子汤，补养元气虚弱通用之方，即人参、茯苓、白术、炙草，引用枣、姜也。

异功散是于补气中兼理其气，即四君子汤加陈皮也。

六君子汤治脾虚痰饮，即四君子汤加橘红、半夏也。

香砂六君子汤治胃虚呕吐，即六君子汤加藿香、砂仁也。

七味白术散治脾虚渴泻，即四君子汤加藿香、葛根、木香也。

参苓白术散治脾胃虚泻，即四君子汤加薏苡、桔梗、山药、莲肉、砂仁、扁豆也。

归脾汤治思虑损伤心脾气血，即四君子加当归、黄芪、枣仁、远志、木香也。

逍遥散调肝理脾，即四君子汤减人参，加柴胡、当归、白芍、薄荷也。

八珍汤于补气中兼补其血，即四君子汤合四物汤也。

十全大补汤大补气血，即八珍汤加黄芪、肉桂也。

双和饮平补气血，即十全大补汤减人参、茯苓、白术也。

人参养荣汤于补气中专养荣血，即十全大补汤减川芎加陈皮也。

理中汤治脾胃虚寒吐泻，即四君子汤去茯苓加干姜也。

【提要】概述了用于调经的常用方四君子汤及其加减方的辨证论治。

【白话文】

四君子汤，是调养元气通用之方，常用于元气不足身体虚弱的病人，即人参、茯苓、白术、炙甘草，加枣、姜作为药引。

异功散于补气中兼理其气，即四君子汤加陈皮。

六君子汤治脾虚痰饮，即四君子汤加橘红、半夏。

香砂六君子汤治胃虚呕吐，即六君子汤加藿香、砂仁。

七味白术散治脾虚渴泻，即四君子汤加藿香、葛根、木香。

参苓白术散治脾胃虚泻，即四君子汤加薏苡仁、桔梗、山药、莲肉、砂仁、扁豆。

归脾汤治思虑损伤心脾气血，即四君子汤加当归、黄芪、枣仁、远志、木香。

逍遥散调肝理脾，即四君子汤减人参，加柴胡、当归、白芍、薄荷。

八珍汤于补气中兼补其血，即四君子汤合四物汤。

十全大补汤大补气血，即八珍汤加黄芪、肉桂。

双和饮平补气血，即十全大补汤减人参、茯苓、白术。

人参养荣汤于补气中专养荣血，即十全大补汤减川芎加陈皮。

理中汤治脾胃虚寒吐泻，即四君子汤去茯苓加干姜。

【医案助读】

罗某某，29 岁。2013 年 5 月 12 日初诊。月经周期紊乱半年余，现经来先后不定，经行不畅，量时多时少，色暗红，有瘀块，伴胸胁、乳房、少腹胀痛，脘闷不舒，时叹息，嗳气食少，舌质暗、苔薄白，脉弦。妇科及 B 超检查正常。西医诊断：功能失调性子宫出血；中医诊断：月经先后无定期（肝郁型）。治宜疏肝理气调经。方用逍遥散加减，方中柴胡、白芍、当归、蒲黄、厚朴、郁金各 10g，茯苓、白术、益母草各 15g，甘草 5g。连服 3 剂，每天 1 剂，水煎服。

5 月 15 日复诊：服药后胸胁、乳房、少腹胀痛明显减轻，遂以上方加合欢皮、香附各 10g，续服 12 剂。

5 月 28 日再诊：月经来潮，经色暗红，无血块，无不适感。连续服用 3 个月经周期后，月经周期、量正常，余无不适。［潘敏. 逍遥散加减治疗月经病验案三则. 湖南中医杂志，2014，30（7）：115-116.］

四物汤　桂枝四物汤　麻黄四物汤　柴胡四物汤　玉烛散

【原文】　　妇人血病主四物，归芎白芍熟地黄。

血瘀改以赤芍药，血热易用生地黄。

表热有汗合桂草，表热无汗合麻黄。

少阳寒热小柴并，阳明热合调胃汤。

〔注〕四物汤，乃妇人经产、一切血病通用之方，故主之也。其方即当归、川芎、白芍药、熟地黄。凡血瘀俱减白芍药，改用赤芍药破之；血热俱去熟地黄，易用生地黄凉之。

风感太阳卫分，发热有汗，本方合桂枝汤，以桂枝、甘草解之，名桂枝四物汤。

寒伤太阳荣分，发热无汗，本方合麻黄汤，以麻黄、杏仁、桂枝、甘草发之，名麻黄四物汤。

邪传少阳半表半里，往来寒热，本方合小柴胡汤，以柴胡、黄芩、半夏、人参、甘草和之，名柴胡四物汤。

邪传阳明，里热便结，本方合调胃承气汤，以大黄、朴硝、甘草下之，名玉烛散。

【提要】概述了妇女经产杂病的通用方四物汤及其加减方的辨证论治。

【白话文】

四物汤，是妇女经产杂病、一切血病通用的方子。方中包含当归、川芎、白芍、熟地。凡有瘀血的，去白芍改用赤芍以破血；血热的，去熟地改用生地以凉血。

若外感风邪伤太阳卫分，发热伴汗出者，用本方合桂枝汤，用桂枝、甘草以祛风解表，此方名为桂枝四物汤。

若风寒伤于太阳荣分，发热而无汗出，用本方合麻黄汤，用麻黄、杏仁、桂枝、甘草以发散风寒，此方名为麻黄四物汤。

外邪入半表半里之间，寒热往来时作，用本方合小柴胡汤，用柴胡、黄芩、半夏、人参、甘草以和解少阳，此方名为柴胡四物汤。

若邪入阳明，症见里热便结的，用本方合调味承气汤，用大黄、朴硝、甘草以泻下攻积，此方名为玉烛散。

先期证治

苓连四物汤　地骨皮饮　胶艾四物汤　芩术四物汤　桃红四物汤
当归补血汤　圣愈汤　姜芩四物汤　佛手散　芎归汤

【原文】　　先期实热物芩连，虚热地骨皮饮丹。

血多胶艾热芩术，逐瘀桃红紫块黏。

血少浅淡虚不摄，当归补血归芪先。

虚甚参芪圣愈补，血滞姜芩丹附延。

逐瘀芎归佛手散，又名芎归效若仙。

〖注〗经水先期而至，属热而实者，用四物汤加黄芩、黄连清之，名芩连四物汤。

属热而虚者，用四物汤加地骨皮、丹皮凉之，名地骨皮饮。

血多无热者，用四物汤加阿胶、艾叶止之，名胶艾四物汤。

血多因热者，用四物汤加黄芩、白术和之，名芩术四物汤。

若血多有块、色紫稠黏，乃内有瘀血，用四物汤加桃仁、红花破之，名桃红四物汤。

先期血少浅淡，乃气虚不能摄血也，用当归补血汤补之，其方即当归、黄芪也。

若虚甚者，则当用四物汤加人参、黄芪补之，名圣愈汤。

若血涩少、其色赤者，乃热盛滞血，用四物汤加姜黄、黄芩、丹皮、香附、延胡通之，名姜芩四物汤。

逐瘀须用佛手散，即四物汤去生地、白芍，又名芎归汤，逐瘀血其效如神也。

【提要】概述了妇女月经先期的辨证论治。

【白话文】

月经提前来潮，证属实热者，用四物汤加黄芩、黄连以清热和血，此方名为芩连四物汤。

证属虚热者，用四物汤加地骨皮、牡丹皮以清热凉血，此方名为地骨皮饮。

经血量多而无热证者，用四物汤加阿胶、艾叶以止血，此方名为胶艾四物汤。

经血量多而因于热者，用四物汤加黄芩、白术以清热和血，此方名为芩术四物汤。

若经血量多并且夹有血块、色紫暗质黏稠，是内有瘀血的表现，方用四物汤加桃仁、红花以破血祛瘀，此方名桃红四物汤。

月经提前伴量少、色淡红者，是由于气虚不能摄血所致，用当归补血汤以补益气血，此方中包括当归、黄芪二味药。

若体虚较甚者，用四物汤加人参、黄芪以补气养血，此方名圣愈汤。

若经血涩滞不畅、量少而颜色赤红者，这是热盛滞血的表现，用四物汤加姜黄、黄芩、牡丹皮、香附、延胡索以清热通经，此方名为姜芩四物汤。

若血瘀，须用佛手散，即四物汤去生地、白芍，又叫芎归汤，补血逐瘀效果神奇。

【医案助读】

刘某，28岁，已婚，工人。1985年10月20日初诊。平日经期错后，量时多时少，色淡清稀，少腹冷痛，5年未孕。近日夫妻发生口角，月经提前而至，暴下如注。诊见面色苍白无华，神疲体倦，伴口干不饮，少腹胀痛，腰痛绵绵，舌淡苔白，脉弦无力。证属血寒气滞之崩漏；治以温经养血，佐以理气。方用胶艾四物汤加味：阿胶12g，艾叶炭12g，当归9g，熟地15g，白芍12g，川芎6g，香附（醋制）12g，乌药9g，小茴香6g。服药2剂后，得矢气后少腹胀痛止，血量减少过半，气滞已除，但仍感精神疲惫。于前方去乌药、小茴香、香附，加党参24g，以益气养血、温补下元。4剂后经净，精神好转，复以八珍汤加补骨脂、巴戟天补气血、益肝肾。此后，月经正常。[陈启华.胶艾四物汤治疗崩漏举隅.中国民间疗法，2005，13（6）：39-40.]

过期证治

过期饮

【原文】　　过期血滞物桃红，附莪桂草木香通。

　　　　　　血虚期过无胀热，双和圣愈及养荣。

〖注〗经水过期不至，因血气凝滞胀痛者，用过期饮，其方即四物汤加桃仁、红花、香附、莪术、肉桂、甘草、木香、木通也。

若过期不至，并不胀痛者，乃无血可行，是血虚也，宜用双和饮、圣愈汤、人参养荣汤。

【提要】概述了妇女月经后期的辨证论治。

【白话文】

月经过期而未来潮者，多因气血凝滞而伴小腹胀痛，方用过期饮，此方即四物汤加桃仁、红花、香附、莪术、肉桂、甘草、木香、木通。

如果月经过期而未潮，不伴有胀痛，是血虚、无血可下的缘故，可以用双和饮、圣愈汤、人参养荣汤。

经行发热时热证治

加味地骨皮饮　六神汤

【原文】　　　经来身热有表发，内热地骨加胡连。

经后六神加芪骨，逍遥理脾而清肝。

〖注〗经来发热有表邪证者，用前桂枝四物等汤发之。若内热者，用地骨皮饮加胡连清之，名加味地骨皮饮。

经后发热，乃血虚内热，用四物汤加黄芪、地骨皮补而凉之，名六神汤。若脾虚肝热，用逍遥散理脾而清肝。

逍遥散方见前

【提要】概述了妇女经行发热的辨证论治。

【白话文】

经行发热而兼有外感表证者，用前面所说的桂枝四物汤等以发散表邪。若兼有内热者，用地骨皮饮加胡黄连以清热，方名加味地骨皮饮。

经后发热，是血虚内热所致，用四物汤加黄芪、地骨皮以凉血补血，方名六神汤。若见脾虚肝热证，则用逍遥散以清肝理脾。

经行身痛证治

羌桂四物汤　黄芪建中汤

【原文】　　经来身痛有表发，无表四物羌桂枝。

经后血多黄芪建，芪桂芍草枣姜饴。

〖注〗经来时身体痛疼，若有表证者，酌用前麻黄四物、桂枝四物等汤以发之。若无表证者，乃血脉壅阻也，宜用四物汤加羌活、桂枝以疏通经络，名羌桂四物汤。

若经行后或血去过多者，乃血虚不荣也，宜用黄芪建中汤以补之，其方即小建中汤——桂枝、白芍、甘草、姜、枣、饴糖加黄芪也。

【提要】概述了妇女经行身痛的辨证论治。

【白话文】

月经来潮时身体疼痛，若兼有表证者，可用前面所说的麻黄四物汤、桂枝四物汤等以发散表邪。若无表证，这是由于血脉壅阻所致，宜用四物汤加羌活、桂枝以疏通经络，方名羌桂四物汤。

若经行后或者出血过多而出现身体疼痛者，多由血虚不能荣养全身经脉所致，宜用黄芪建中汤以补血，其方即小建中汤（桂枝、白芍、甘草、生姜、大枣、饴糖）加黄芪。

经行腹痛证治

当归建中汤　加味乌药汤　琥珀散

【原文】　经后腹痛当归建，经前胀痛气为殃。

加味乌药汤乌缩，延草木香香附榔。

血凝碍气疼过胀，本事琥珀散最良。

棱莪丹桂延乌药，寄奴当归芍地黄。

〖注〗经后腹痛或去血过多，乃血虚也，宜用当归建中汤补之，其方即小建中汤加当归也。

经前腹胀痛，乃血气凝滞。若胀过于痛，是气滞其血也，宜用加味乌药汤开之，其方即乌药、缩砂、延胡索、甘草、木香、香附、槟榔也。

若痛过于胀，是血凝碍气也，宜用琥珀散破之，其方即三棱、莪术、丹皮、官桂、延胡索、乌药、刘寄奴、当归、赤芍、生地黄也。

【提要】概述了妇女经行腹痛的辨证论治。

【白话文】

经后小腹胀痛，多因经血过多，这是血虚的表现，宜用当归建中汤以补血和血，其方即小建中汤加当归。

经前小腹胀痛，多是气滞血凝所致。若腹胀重于疼痛，是由于气滞而血凝经脉所致，宜用加味乌药汤以行气活血，其方中所含药物即乌药、缩砂仁、延胡索、甘草、木香、香附、槟榔。

若疼痛重于腹胀，则是血凝而阻碍气机运行以致气滞，宜用琥珀散以破血行气，其方所含药物即三棱、莪术、牡丹皮、官桂、延胡索、乌药、刘寄奴、当归、赤芍、生地黄。

大温经汤　吴茱萸汤

【原文】　　　胞虚寒病大温经，来多期过小腹疼。

归芎芍草人参桂，吴丹胶半麦门冬。

不虚胞受风寒病，吴茱萸汤更加风。

藁细干姜茯苓木，减去阿胶参芍芎。

〖注〗凡胞中虚寒，一切经病，皆因经水来多，胞虚受寒所致。或因受寒过期不行，小腹冷痛者，宜用大温经汤，即当归、川芎、白芍、炙草、人参、肉桂、吴茱萸、丹皮、阿胶、半夏、麦门冬也。

若胞中不虚，惟受风寒为病，宜吴茱萸汤，依大温病经汤方更加防风、藁本、细辛、干姜、茯苓、木香，减去阿胶、人参、白芍药、川芎，即是吴茱萸汤也。

【提要】概述了因胞宫虚寒引起的一切经病的辨证论治。

【白话文】

凡是胞中虚寒所引起的一切经病，都是因为经血过多，胞脉空虚又受寒邪所致。有的是因为受寒而月经过期而未潮，小腹冷痛，宜用大温经汤，由当归、川芎、白芍、炙甘草、人参、肉桂、吴茱萸、牡丹皮、阿胶、半夏、麦冬组成。

若胞中不虚，只是受了风寒，宜用吴茱萸汤。该方是由大温经汤加防风、藁本、细辛、干姜、茯苓、木香，减去阿胶、人参、白芍、川芎组成。

【医案助读】

某某，女，24 岁。7 年多来月经前 2 天及经期小腹冷痛，乳房胀痛，月经周期延后 5～7 天，月经量可，色暗夹有血块。本次月经来潮 1 天，小腹冷痛如刀绞，需用热水袋后上诉症状减轻。查体：面色萎黄，痛苦貌，肢体倦怠，手足欠温，喜按喜热，舌质淡苔白，脉弦细而沉。辨证为寒凝肝脉，胞宫血滞。治以温经散寒暖肝，活血通经。处方：吴茱萸 18g，人参（单煎）9g，干姜 9g，丹参 20g，川芎 12g，小茴香 12g，大枣 8g。水煎 400ml，每日 1 剂，分 2 次服。3 剂后小腹冷痛诸症减轻；又服 3 剂腹痛消失，月经止。嘱下次月经前一周继续服用上方。服用 4 剂后，月经来潮，周期 30 天，经期小腹略感微痛。守方连服 4 个周期，经前、经期均无不适感。随访 2 年，未再复发。[张克江，于学海. 浅谈吴茱萸汤的临床应用体会. 中医临床研究，2015，7（11）：116-117.]

经行吐泻证治

【原文】　　　经泻参苓白术散，鸭溏清痛理中汤。

　　　　　　　肌热渴泻七味散，呕饮香砂六君汤。

〖注〗经来泄泻，乃脾虚也，宜用参苓白术散。

　　　鸭溏清彻冷痛，乃虚寒也，宜用理中汤。

肌热渴泻，乃虚热也，宜用七味白术散。

呕饮痰水，乃虚湿也，宜用香砂六君子汤。

【提要】概述了妇女行经期间吐泻的辨证论治。

【白话文】

经行泄泻，多是脾虚所致，宜用参苓白术散。

若大便溏稀清彻而腹中冷痛，这是虚寒所致，宜用理中汤。

若伴有肌热口渴，这是虚热所致，宜用七味白术散。

若伴呕吐痰饮涎水，这是脾虚夹湿所致，宜用香砂六君子汤。

经行吐衄证治

三黄四物汤　犀角地黄汤

【原文】　　经前吐衄为热壅，三黄四物大芩连。

经后吐衄仍有热，犀角地黄芍牡丹。

〔注〕经前吐血、衄血，乃内热壅迫其血，宜用三黄四物汤泻之，其方即四物汤加大黄、黄芩、黄连。

经后吐血、衄血，虽仍有热，亦不宜泻，但当用犀角地黄汤清之，其方即犀角、生地黄、赤芍药、牡丹皮也。

【提要】概述了妇女行经期间吐衄的辨证论治。

【白话文】

经前吐血、衄血，这是内热壅盛、迫血妄行所致，宜用三黄四物汤以泻热止血，此方即四物汤加大黄、黄芩、黄连。

经后吐血、衄血，虽仍有内热，但不宜泄热，当用犀角地黄汤以清余热，此方即由犀角、生地黄、赤芍、牡丹皮组成。

调经门汇方

四君子汤

人参　白术（土炒）　茯苓各二钱　甘草一钱

上锉，姜、枣水煎服。

异功散

人参　白术（土炒）　茯苓各二钱　甘草（炙）五分　陈皮二钱

上锉，加生姜，水煎服。

六君子汤

人参　白术（土炒）　茯苓　半夏　陈皮各一钱　甘草（炙）五分

上锉，姜、枣水煎服。

香砂六君子汤

即六君子汤加藿香叶、砂仁。

七味白术散

人参　白术（土炒）茯苓各一钱五分　甘草（炙）五分　藿香　木香　干葛各一钱

上锉，水煎服。

参苓白术散

人参　白术（土炒）　茯苓　山药（炒）　甘草　莲肉（去心）　白扁豆（姜汁炒）各一钱五分　薏苡仁（炒）　砂仁　桔梗各八分

上为细末，每服二钱，姜、枣汤调服。

归脾汤

人参　黄芪（炙）　白术（土炒）　茯神　当归　龙眼肉　远志（去心）　枣仁（炒）各一钱　木香　甘草（炙）各五分

上锉，姜、枣水煎服。

逍遥散

当归（酒洗）　白芍（酒炒）　白茯苓　柴胡各一钱　甘草（炙）五分　白术（土炒）一钱

上锉散，水一盏半，加薄荷煎服。

八珍汤

人参　白术（土炒）　茯苓　甘草　熟地　当归　川芎　白芍各等份

上加姜、枣煎服。

十全大补汤

人参　白术　茯苓　黄芪　当归　熟地　白芍　川芎各一钱　肉桂　甘草（炙）各五分

上姜、枣水煎服。

双和饮

即十全大补汤去人参、白术、茯苓。

人参养荣汤

即十全大补汤去川芎，加陈皮。

理中汤

白术　人参　干姜　甘草（炙）各一钱

上锉，水煎服。

四物汤

熟地二钱　川芎一钱　白芍（炒）二钱　当归二钱

上为粗末，水煎服。

桂枝四物汤

当归　熟地　川芎各二钱　白芍（炒）三钱　桂枝三钱　甘草（炙）一钱

姜、枣煎服。

麻黄四物汤

当归　熟地　白芍　川芎各二钱　麻黄　桂枝各一钱　杏仁二十粒

甘草一钱

姜、枣煎服。

柴胡四物汤

川芎　当归　白芍　熟地_{各一钱五分}　柴胡　人参　黄芩_{各二钱}
甘草_{五分}　半夏（制）_{二钱}

上为末，每服五钱，水煎服。

玉烛散

当归　川芎　熟地　白芍_{各二钱}　大黄　芒硝　甘草_{各一钱}

上锉，每服八钱，水煎，食前服。

芩连四物汤

即四物汤加黄芩、黄连。

地骨皮饮

当归　生地_{各二钱}　白芍_{一钱}　川芎_{八分}　牡丹皮　地骨皮_{各二钱}

水煎服。

胶艾四物汤

熟地　当归　川芎　白芍　阿胶（蛤粉末炒成珠）　艾叶_{各一钱}　甘
草（炙）_{五分}

上锉，水、酒各半煎，空心服。

芩术四物汤

即四物汤加黄芩、白术。

29

桃红四物汤

即四物汤加桃仁、红花。

当归补血汤

当归_{三钱} 黄芪（蜜炙）一两

上水煎服。

圣愈汤

熟地（酒拌蒸半日） 白芍（酒拌） 川芎 人参各七钱五分 当归（酒洗）
黄芪（炙）各五钱

上水煎服。

姜芩四物汤

当归 熟地 赤芍 川芎 姜黄 黄芩 丹皮 延胡索 香附
（制）各等份

水煎服。

佛手散又名芎归汤

川芎二两 当归三两

上为细末，每服二钱。水一盏，酒二分，煎七分，温服。

过期饮

熟地 白芍（炒） 当归 香附各二钱 川芎一钱 红花七分 桃仁
泥六分 蓬莪术 木通各五分 甘草（炙） 肉桂各四分 木香八分

上水二盅，煎一盅，食前温服。

加味地骨皮饮

生地　当归　白芍各二钱　川芎八分　牡丹皮　地骨皮各三钱　胡连一钱

上水煎服。

六神汤

熟地　当归　白芍　川芎　黄芪　地骨皮各等份

上咬咀，水煎。

羌桂四物汤

即四物汤加羌活、桂枝。

小建中汤

白芍（炒）三钱　桂枝一钱　甘草（炙）八分

上姜、枣水煎服。

黄芪建中汤

黄芪（炙）　肉桂各一两　白芍（炒）二两　甘草（炙）七钱

上每服五钱，姜、枣水煎服，日二三服。如虚甚者加附子。

当归建中汤

当归一两　白芍（炒）二两　肉桂一两　甘草（炙）七钱

上咬咀，每服三钱，加生姜、枣水煎，空心服。

加味乌药汤

乌药　缩砂仁　木香　延胡索　香附（制）　甘草　槟榔各等份

上细锉，每服七钱，生姜三片，水煎温服。

琥珀散

三棱　莪术　赤芍　当归　刘寄奴　丹皮　熟地　官桂　乌药
延胡索各一两

上前五味，用乌豆一升、生姜半斤切片，米醋四升，同煮，豆烂为度，焙干，入后五味，同为末。每服二钱，温酒调下，空心食前服。

大温经汤

吴茱萸（汤泡）　丹皮　白芍　人参　肉桂　当归　川芎　阿胶（碎炒）　甘草（炙）各一钱　麦冬（去心）二钱　半夏（制）二钱半

上加生姜，水煎，食前服。

吴茱萸汤

当归　肉桂　吴茱萸　丹皮　半夏（制）　麦冬各二钱　防风　细辛　藁本　干姜　茯苓　木香　炙甘草各一钱

水煎服。

三黄四物汤

当归　白芍　川芎　生地　黄连　黄芩　大黄

上锉，水煎服。大黄量虚实用。

犀角地黄汤

芍药七钱半　生地半斤　牡丹皮（去心，净，酒浸）一两　犀角（如无，以川升麻代）一两

上㕮咀，每服五钱，水煎服。有热如狂者，加黄芩二两。

经闭门

血滞经闭

【原文】　石瘕寒气客胞中，状如怀子不经行。

胞闭热气迫肺咳，伤心气血不流通。

〔注〕经曰：石瘕生于胞中，寒气客于子门，子门闭塞，气不得通，恶血当泻不泻，衃以留止，日以益大，状如怀子，月事不以时下，皆生于女子，可导而下。此论经闭，因寒气客于下，故病石瘕，而不病肺劳也。

经曰：月事不来者，胞脉闭也。胞脉者，属心而络于胞中。今气上迫于肺，心气不得下通，故月事不来也。此论胞脉闭，因热气攻于上，故迫肺作咳，病肺劳而不病石瘕也。

【提要】概述了妇女血滞经闭的相关病因病机。

【白话文】

《内经》曰："石瘕生于胞中，寒气客于子门，子门闭寒，气不得通，恶血当泻不泻，衃以留止，日以益大，状如怀子，月事不以时下，皆生于女子，可导而下。"此处认为女子闭经，多是因为寒气侵袭胞宫子门，气不得通，故出现石瘕病。

《内经》说："月事不来者，胞脉闭也。"胞脉，属心而络于胞中。胞脉闭阻，热气上迫于肺而发生咳嗽；气血不得下行，故月经停闭不来。此处所论胞脉闭阻，由于热气上攻、迫于肺而致咳嗽甚则肺痨。

血亏经闭

【原文】　　二阳之病发心脾，不月有不得隐曲。

　　　　　　血枯其传为风消，息贲者死不能医。

〔注〕二阳者，阳明胃也。女子有隐曲不得之情，则心脾气郁不舒，以致二阳胃病，饮食日少，血无以生，故不月也。血虚则生内热，愈热愈虚，肌肉干瘦如风之消物，故名曰风消也。火盛无制，心乘肺金，金气不行，不能运布，水精留于胸中，津液悉化为痰，咳嗽不已，日久成劳，传为息贲，则不能医矣。息贲者，喘也。

【提要】概述了妇女血亏经闭的相关病因病机及其转归。

【白话文】

二阳，是指阳明胃经。女子心中有难言之隐，则心气郁结、脾气不舒，以致脾胃受损，饮食日渐减少，血液无以化生，所以月经不来。

血虚则容易滋生内热，愈热愈虚，肌肉干枯消瘦如风之消物，故名为风消。或因血虚心火盛无以制约，心火乘肺，肺气不舒，不能输布水津而致津液积于胸中，津液皆化而成痰，咳嗽不止，久而成劳，进一步发展为喘息上气，则不容易医治。

血枯经闭

【原文】　　　脱血过淫产乳众，血枯渐少不行经。

　　　　　　　骨蒸面白两颧赤，懒食消瘦咳嗽频。

〖注〗失血过多，面与爪甲之色俱浅淡黄白，乃脱血病也。或因过淫精竭，或因产多乳众，伤血血枯，经来渐少，二三月后经闭不行，以致症见骨蒸肌热，面色枯白，两颧红赤，懒于饮食，皮干消瘦，咳嗽频频不已，多成虚损之证。

【提要】概述了妇女血枯经闭的相关病因病机及其转归。

【白话文】

凡因失血过多，面部与爪甲的颜色都呈现浅黄淡白色，这是脱血病。或因房事过劳，或因生育、哺乳过多而引起血枯，月经量日渐减少，两三个月之后月经停闭不行，以致骨蒸潮热，面色枯槁苍白，两颧红赤，懒于饮食，皮肤干燥，形体消瘦，咳嗽频频不得止，多已发展成虚损病。

经闭久嗽成劳

【原文】　　　男劳已详心法内，女损阴血传风消。

　　　　　　　或因病后素禀弱，经闭咳嗽血风劳。

〖注〗男子虚劳治法，已详于《杂病心法要诀·虚劳门》内。女子之劳多因损其阴血，或因病后伤其阴血，或原素禀阴血不足。然必见阴亏骨蒸，血枯经闭，咳嗽日久不已之证，始名曰劳。若不咳嗽，则谓之虚，不可谓之劳也。风消者，古劳证名也。女子曰血风劳者，盖以《内经》曰劳风发于肺下，是谓虚病之人感受风邪，则肺受之，故始病必先咳嗽也；若不先解风邪而即补者，未有不因久嗽不已而成劳者也，故曰血风劳也。

【提要】概述了引起妇女经闭久嗽成劳的相关病因病机。

【白话文】

男子虚劳病的治法，已经详见于《杂病心法要诀·虚劳门》这一章节。女子之虚劳多是由于损伤阴血，或是因为病后损伤阴血，或是因为素体阴血不足。无论哪种原因引起，都可见阴血亏虚，骨蒸潮热，血枯经闭，咳嗽日久不愈的症状，这样才能称之为"劳"。若无咳嗽，则称之为"虚"，不能称之为"劳"。"风消病"，也是古代所说的劳病的一种。女子的"血风劳"，《内经》上说"劳风发于肺下"，是指素体阴血虚之人感受风邪之后，易传变至肺，故最先容易出现咳嗽的症状；如若不先祛风散邪而就用滋补的药物，则易出现久咳不愈而成劳者，称之为"血风劳"。

妇人经断复来

【原文】　　　妇人七七天癸竭，不断无疾血有余。

已断复来审其故，邪病相干随证医。

〖注〗妇人七七四十九岁时，天癸竭，地道不通，当月水不下。若月水不断，不见他证，乃血有余，不可用药止之。若已断，或一年或三五年复来者，当审其有故无故，是何邪所干，随证医治也。

【提要】概述了对妇女经断复来的情况应详细审察，辨证施治。

【白话文】

女子在七七四十九岁时，天癸枯竭，则月经停闭。若月事仍不断，没有其他的症状，这是气血有余的表现，不需要用药物来止血。若月事已断，或隔一年、三年、五年又来潮者，应当详细审察，辨明原因，辨证施治。

室女经来复止

【原文】　　室女经来复不来，若无所苦不为灾。

必是避年未充足，若见虚形命可哀。

〖注〗室女年幼，气血尚未充足，有经来数月复又不来者，若无他证所苦，则不得谓之灾疾，必是避年，或气血未充。若兼见虚损形状，则为室女血枯经闭童劳，多属难治，故曰命可哀也。

【提要】概述了尚未结婚的女子经来复止的相关病因病机。

【白话文】

尚未结婚的女子，年龄较小，气血尚未充足，有的月经来潮数月而停闭不来，如果没有其他症状，有可能是"避年"，或者气血不充所致。若兼见有虚损表现，则是室女血枯经闭的"童劳"，多属于难治之证。

师尼室寡经闭

【原文】　　　师尼室寡异乎治，不与寻常妇女同。

诊其脉弦出寸口，知其心志不遂情。

调经若不先识此，错杂病状岂能明。

和肝理脾开郁气，清心随证可收功。

〔注〕师，道姑也。尼，女僧也。室，未适夫之女也。寡，少而亡夫之妇也。异乎治者，谓不与寻常妇女同其治也。如诊其脉弦出寸口，则知其心志不遂，情志之为病也。凡欲调妇女一切经病，若不先识此因，则不能明情志错杂难名之病状也。治此证者，当以和肝理脾，开郁清心。随证施治，自可收功也。

【提要】概述了道姑、尼姑、未结婚女子及寡妇这一类女子闭经的相关病因病机及治法。

【白话文】

道姑、尼姑、未结婚女子及寡妇这一类女子闭经的治疗，应该要不同于寻常一般妇女的治法。如果诊得其脉弦而溢出寸口，则可知其情志不遂，心气不舒。凡妇女的一切月经病的治疗，如果不先了解这个病因，则不能掌握情志因素所引起的错杂病情。治疗这一类的病证，应当疏肝理脾、开郁清心为主。随证施治，自然会收到效果。

血滞经闭证治

三和汤

【原文】　　石瘕带表吴茱萸，攻里琥珀散最宜。

胞闭三和汤四物，硝黄连薄草芩栀。

〖注〗寒气客于胞中，血留不行而成石瘕。兼表证多者，宜吴茱萸汤温散之；里证多者，宜琥珀散攻之。

胞脉闭，上迫于肺，心气不得下通，故月事不来。宜三和汤清之，即四物汤合凉膈散，乃朴硝、大黄、连翘、薄荷、甘草、栀子、黄芩也。如大便不实者，去硝黄。

吴茱萸汤　琥珀散　四物汤方俱见前调经门

【提要】概述了妇女血滞经闭的相关证治。

【白话文】

寒气侵袭胞中，血滞不行而成石瘕病。兼见表证较多者，宜用吴茱萸汤以温经散寒；兼里证较多者，宜用琥珀散破血攻里。

胞脉闭阻，上迫于肺，心气不得下通，月经不来潮者，宜用三和汤清热和血，即四物汤合凉膈散。凉膈散方含朴硝、大黄、连翘、薄荷、甘草、栀子、黄芩。如大便不结者，去朴硝、大黄。

血枯血亏经闭证治

六味地黄汤

【原文】　　胃热烁血玉烛散，失血血枯养荣汤。

地黄汤治房劳损，萸药苓丹泽地良。

乳众血枯经若闭，须用十全大补方。

〖注〗经曰：二阳之病发心脾，女子不月。二阳，胃也。胃热甚，则烁其血，血海干枯，故月事不下，宜以玉烛散泄其胃热，则经血自行。

若因素有吐衄之证，或生育过多，则血海干枯，及房劳过伤阴血，乳众伤其血液，皆足以致经闭。失血多者，宜养荣汤主之；房劳过者，以六味地黄汤滋之，即山萸、山药、白茯苓、丹皮、泽泻、熟地黄也；乳众者，以十全大补汤培补之。

玉烛散　养荣汤　十全大补汤俱见前调经门

【提要】概述了血枯血亏而致经闭的相关病因病机及辨证论治。

【白话文】

《内经》上说："二阳之病发心脾，女子不月。"二阳，是指胃。胃热炽盛，灼伤阴血，致血海干枯，故月经停闭不来，宜用玉烛散以清泄胃热，则经血自然得下。

如因平时有吐血、衄血的病证，或者生育过多，致血海干枯，以及房劳过度、哺乳过度而伤及阴血阴液的，都会导致闭经。失血过多者，宜用养荣汤以补血养血；房劳过度者，用六味地黄汤以滋补阴血，方即山茱萸、山药、茯苓、牡丹皮、泽泻、熟地；哺乳过多者，宜用十全大补汤以培补气血。

经闭久嗽成劳证治

劫劳散

【原文】　月水不行蒸潮汗，食减咳嗽血风劳。

劫劳散用参苓芍，归地甘芪半味胶。

〖注〗经闭久嗽，又见骨蒸潮热、盗汗、自汗、饮食减少之症，则为之血风劳。宜用劫劳散，即人参、茯苓、白芍、当归、生地、甘草、黄芪、半夏、五味子、阿胶也。

【提要】概述了用劫劳散治疗妇女经闭久嗽成血风劳的证治。

【白话文】

闭经又伴咳嗽日久，兼骨蒸潮热、盗汗、自汗、进食减少等症状，称之为"血风劳"，宜用劫劳散，即人参、茯苓、白芍、当归、生地、甘草、黄芪、半夏、五味子、阿胶。

妇人经断复来证治

芩心丸　益阴煎

【原文】　经断复来血热甚，芩心醋丸温酒吞。

益阴知柏龟生地，缩砂炙草枣姜寻。

血多热去伤冲任，十全大补与八珍。

暴怒忧思肝脾损，逍遥归脾二药斟。

〔注〕妇人七七四十九岁后，天癸不行。若止而复来，无他证者，乃血有余，不得用药止之。若因血热者，宜芩心丸，用黄芩心末二两，醋丸温酒送下；或用益阴煎，即知母、黄柏、龟甲、生地、缩砂、炙草也。

若血去过多，热随血去，冲任虚损，其血不固者，宜十全大补汤、八珍汤。

若因怒气伤肝，肝不藏血，忧思伤脾，脾不摄血者，宜于逍遥散、归脾汤二方斟酌用之。

十全大补汤　八珍汤　逍遥散　归脾汤俱见前调经门

【提要】概述了妇人经断复来的相关病因病机及辨证论治。

【白话文】

女子四十九岁之后，天癸枯竭，月经停止。若月经停止后又复来潮，没有其他症状者，多是气血有余，不得用药来止血。若由于血热，宜用芩心丸，即用黄芩心末二两，醋丸温酒送服；或用益阴煎，即知母、黄柏、龟甲、生地、缩砂仁、炙甘草。

若出血过多，热随血去，而致冲任虚损、不能固摄血液，宜用十全大补汤、八珍汤以补气养血。

若因大怒伤肝，肝不藏血，忧思伤脾，脾虚不能统摄血液，宜用逍遥散、归脾汤二方斟酌加减。

室女师尼寡妇经闭证治

大黄䗪虫丸　泽兰叶汤　柏子仁丸

【原文】　室女经闭多血结，大黄䗪虫桃杏仁。

蛀蛭蛴螬甘草芍，干漆生地及黄芩。

不足泽兰归草芍，柏子仁丸用柏仁。

熟地泽兰牛卷续，相兼久服自然行。

师尼寡妇逍遥散，附兰丹地郁栀芩。

〖注〗室女经闭，多有气血凝结者，宜用大黄䗪虫丸，破血行气，其经自通。方用大黄、䗪虫、桃仁、杏仁、虻虫、水蛭、蛴螬、甘草、白芍、干漆、生地、黄芩，蜜丸服。若其人虚弱不任攻下，则用泽兰叶汤，即泽兰叶、当归、甘草、白芍也；兼服柏子仁丸，方用柏子仁、熟地、泽兰叶、牛膝、卷柏、续断，丸服。煎丸并进，久久其血自行。

至于师尼、寡妇经闭之证，多属郁热，宜用逍遥散加香附、泽兰叶、丹皮、生地、郁金、黑栀、黄芩，以和肝理脾、清心开郁，其经自通也。

逍遥散 方见前调经门

【提要】概述了未结婚女子、道姑、尼姑及寡妇这一类女子闭经的辨证论治。

【白话文】

未结婚女子的闭经，多是由于气血凝结所致，宜用大黄䗪虫丸以破血行气。方中有大黄、䗪虫、桃仁、杏仁、虻虫、水蛭、蛴螬、甘草、白芍、干漆、生地、黄芩，蜜丸服。若其人体虚，不能使用攻下剂的，可以用泽兰叶汤，即泽兰叶、当归、甘草、白芍；并可同时服用柏子仁丸，方用柏子仁、熟地、泽兰叶、牛膝、卷柏、续断，入丸剂服用。汤剂、丸剂并用，日久则经血自行。

至于道姑、尼姑、寡妇这类女子的闭经，多属于肝郁化热，宜用逍遥散加香附、泽兰叶、牡丹皮、生地、郁金、黑栀子、黄芩，以疏肝理脾、清心开郁，则经血自通。

【医案助读】

王某，女，28 岁，未婚。闭经 3 个月，肌内注射黄体酮无效。病人常感周身乏力，心烦，性情急躁，少腹拘急，大便干结不爽，小便赤黄，口唇干燥，不时舐润。望其两目暗青，面色不荣，皮肤干燥角化，舌色红绛、无苔、中有裂纹，脉沉。辨为血热相搏，日久变成干血内结。治当泄热逐瘀。嘱病人购服大黄䗪虫丸 180g，每次 6g，每日服 3 次。

二诊：服药不久，月经来潮，周期 5 天，经量中等，颜色暗红，其他诸症亦随之减轻。视其舌色仍然红绛，脉沉而略涩，此乃干血尚未尽化，瘀热犹存之象。令其仍服"大黄䗪虫丸"。观其诸症皆愈，又疏"圣愈汤"一方（党参、黄芪、生地、川芎、白芍、当归）3剂，以善其后。［陈明，刘燕华，李方.刘渡舟验案精选.北京：学苑出版社，2007：160.］

妇病难治

【原文】　　　谚云妇病不易治，盖以幽居情郁疑。

　　　　　　　　执拗不喜望闻问，讳疾忌医术莫施。

〔注〕寇宗奭曰：宁治十男子，莫治一妇人。谓妇人之病多不易治也。盖以妇人幽居情郁，忧患爱憎多疑，所怀不遂，性执偏拗，诊时又不令医师观形、望色、闻声、问病。富贵之家，居奥室之中，处帏幔之内，且复以帕蒙手，既不能行望色之神，又不能尽切脉之巧，未免详问，问之觉繁，反谓医学不精，

往往并药不信。不知问非易事，非精于医者，必不能问也。夫望、闻、问、切四者，欲去其三，即是神医，亦无由施其术也。此古今之通患，谓之曰：妇人不易治，不诚然哉！

【提要】概述了妇女疾病难治的相关病因病机。

【白话文】

寇宗奭说："宁治十男子，莫治一妇人。"是指妇女的疾病多不容易治疗。多是由于妇女性情忧郁，多疑爱猜忌，性情执拗偏激；因封建礼教的约束，就诊时又不愿意让医生做四诊。富贵人家的女眷，居于卧室之中，中间隔着帷幔，并以手帕蒙着手，医生既不能望其神态也不能很好地切脉，难免会问诊得比较详细，问多了之后病人会觉得烦躁，反而说医者医术不精，往往对医者产生不信任。而病人不知道其实问诊并不是容易的事情，如果不是精通医术者，是不会详问病情的。望、闻、问、切这四诊，如果减去其中三项，即使是神医，也会无从施治。这是从古至今的通病，所以说妇人的病比较难治。

诊看妇人须先问经期妊娠

【原文】　　　未诊妇人女子病，先问经期与妊娠。

　　　　　　　不详误药非细事，疑似难明昧所因。

〖注〗未诊妇人女子之病，必先问经期与有无妊娠。若不详细审问，倘用药误触之，则所关匪细，多变生他证。疑似难明，岂不昧其病之所因哉！

【提要】概述了诊看妇女疾病前须先问经期和妊娠相关因素。

【白话文】

在诊治妇女的疾病之前，一定要先问下月经的情况以及有没有怀孕。如果不详细询问，一旦用错了药，变生他证，那就不是小事了。这些对明确疾病的诊断是很重要的，所以在给妇女诊病时一定要问月经史和有无妊娠。

经闭门汇方

三和汤

当归　川芎　大黄　朴硝　白芍　地黄　栀子　连翘　薄荷　甘草各等份

上锉，每服八钱，水煎服。

六味地黄汤

熟地八钱　山萸肉　山药各四钱　丹皮　泽泻　茯苓各三钱

上清水煎服。

劫劳散

白芍六两　黄芪（炙）四两　甘草（炙）　人参（去芦）　当归（去芦，酒洗）　熟地（洗净，焙干）　五味子　阿胶（炒珠）各一两

上㕮咀，每服三钱。水一盏，生姜七片，枣三枚，煎至九分，温服，无时，日三服。

芩心丸

用黄芩心枝条者_{三两}（米泔浸七日，炙干，又浸又炙，如此七次）

上为末，醋丸如桐子大，每服七十丸，空心温服送下，日进二服。

益阴煎

生地_{三钱}　知母　黄柏_{各二钱}　龟甲_{（醋炙）}四钱　缩砂仁　甘草_{（炙）}各一钱

上锉，水煎服。

大黄䗪虫丸

大黄　赤芍　生地　桃仁　杏仁　干漆　甘草　䗪虫　虻虫
水蛭　蛴螬　黄芩_{各等份}

上末，炼蜜丸。每服丸数，量虚实增减。

泽兰叶汤

泽兰叶_{三两}　当归　白芍_{各一两}　甘草_{五钱}

上为粗末，每服五钱。水二盏，煎一盏，温服。

柏子仁丸

柏子仁_{（炒，另研）}　牛膝_{（酒洗）}　卷柏_{各五钱}　泽兰叶　续断_{各二两}
熟地_{（酒浸半日，石臼内杵成膏）}三两五钱

上为细末，炼蜜丸如桐子大。空心米饮下三十丸。

医宗金鉴卷四十五

崩漏门

崩漏总括

【原文】　淋沥不断名为漏，忽然大下谓之崩。

紫黑块痛多瘀热，日久行多损任冲。

脾虚不摄中气陷，暴怒伤肝血妄行。

临证审因须细辨，虚补瘀消热用清。

〖注〗妇人行经之后，淋沥不止，名曰经漏。经血忽然大下不止，名为经崩。若其色紫黑成块，腹胁胀痛者，属瘀热；若日久不止，及去血过多而无块痛者，多系损伤冲任二经所致。更有忧思伤脾，脾虚不能摄血者；有中气下陷不能固血者；有暴怒伤肝，肝不藏血而血妄行者。临证之时，须详审其因而细细辨之。虚者补之，瘀者消之，热者清之，治之得法，自无不愈。

【提要】概述了崩漏相关的病因病机及其证治。

【白话文】

妇女在行经后，经血量少、淋漓不止，称为经漏。经血突然暴下不止，其势如崩，称为经崩。若经血颜色紫黑有块，伴腹部及胁肋部胀痛，多是有瘀有热；若淋漓日久不止，及失血过多而无血块，无小腹胀痛，多是冲任二脉受损伤所致。更有忧思过度伤脾，脾虚而不能摄血者；或有中气下陷而不能固摄血液者；又或有暴怒伤肝，肝不藏血而致血妄行者。在治疗之时，必须详细审察其病因，虚者以补之，血瘀者以消瘀，热者以清之，治疗得当的话，自然会痊愈。

崩漏证治

荆芩四物汤

【原文】　　　崩漏血多物胶艾，热多知柏少荆芩。

漏涩香附桃红破，崩初胀痛琥珀灵。

日久气血冲任损，八珍大补养荣宁。

思虑伤脾归脾治，伤肝逍遥香附青。

〖注〗崩血、漏血去血过多者，宜用胶艾四物汤补之。如属热多者，宜用知柏四物汤清之；热少者，宜用荆芩四物汤和之。

若漏血涩少，此属血滞，宜用四物汤加香附、桃仁、红花破之。

若崩血初起胀痛，此属瘀凝，宜用琥珀散攻之。

崩漏日久，气血已亏，冲任损伤者，宜用八珍汤、十全大补汤、人参养荣汤，量补其损伤。

若因思虑伤脾者，宜用归脾汤补之；恚怒伤肝者，宜用逍遥散加炒香附、青皮平之。

胶艾四物汤　四物汤　琥珀散　八珍汤　十全大补汤　人参养荣汤　归脾汤　逍遥散方俱见前调经门汇方内

【提要】概述了妇女崩漏的辨证论治。

【白话文】

崩漏失血过多者，宜用胶艾四物汤以补血止血。如热偏盛者，宜用知柏四物汤以清热止血；热偏轻者，宜用荆芩四物汤以和血止血。

若漏血涩少，多属血滞，宜用四物汤加香附、桃仁、红花以破血止血。

若血崩初起时伴小腹胀痛，多属瘀血凝滞，宜用琥珀散以攻之。

崩漏时间长了，气血亏虚，冲任受损者，宜用八珍汤、十全大补汤、人参养荣汤以补气养血。

若因过度思虑而伤脾者，宜用归脾汤以补脾益气；忿怒伤肝者，宜用逍遥散加炒香附、青皮平肝和肝。

补中益气汤　益胃升阳汤

【原文】　　气陷补中益气举，保元升柴归术陈。

益胃升阳加芩曲，腹痛加芍嗽减参。

〖注〗崩漏日久，脾伤食少，中气下陷，不能载血者，宜用补中益气汤、升阳益胃汤升举之。补中益气汤，即人参、黄芪、甘草（保元汤）加升麻、柴胡、当归、白术、陈皮也。益胃升阳汤，即补中益气汤加黄芩、神曲也。若腹痛者，宜加白芍药；有热者，用黄芩；无热者，用肉桂调之；咳嗽者，肺热也，减人参。

【提要】概述了用补中益气汤和益胃升阳汤治妇女脾虚气陷崩漏的相关证治。

【白话文】

崩漏发生时间长，脾胃虚弱食纳减少，中气下陷不能载血，宜用补中益气汤、升阳益胃汤升举脾气。补中益气汤，即人参、黄芪、甘草（保元汤）加升麻、柴胡、当归、白术、陈皮。益胃升阳汤，即补中益气汤加黄芩、神曲。若腹痛者，宜加白芍；有热者，加黄芩；无热者，加肉桂调之；咳嗽属肺热者，去人参。

调经升阳除湿汤

【原文】　　夹水水泻不甚弱，调经升阳除湿汤。

　　　　　　芪草升柴归苍术，羌独藁本蔓荆防。

〔注〕崩漏下血夹水，或日水泻一二次，形气不甚弱者，宜用调经升阳除湿汤，其方即黄芪、甘草、升麻、柴胡、当归、苍术、羌活、独活、藁本、蔓荆子、防风也，以风药先胜其湿。若形气虚弱者，则当加人参、陈皮，合补中益气汤补中胜湿可也。

【提要】概述了用调经升阳除湿汤治疗妇女崩漏下血并夹泄泻的证治。

【白话文】

崩漏下血并且泄泻，或每日泻水一二次，若形气尚未虚者，宜用调经升阳除湿汤，其方即黄芪、甘草、升麻、柴胡、当归、苍术、羌活、独活、藁本、蔓荆子、防风，以祛风药先祛风除湿、胜其湿邪；

若形气皆虚，则应当加人参、陈皮，合补中益气汤以补中气、胜湿邪。

失笑散　地榆苦酒煎

【原文】　　杀血心痛失笑散，蒲黄五灵脂定疼。

　　　　　　崩血不已防滑脱，地榆苦酒煎止崩。

〖注〗崩血心腹痛甚者，名曰杀血心痛，乃血滞不散。宜用失笑散，其方即蒲黄、五灵脂也。先定其痛，痛止然后随症治之。

若崩血补之仍然不止者，当防其滑脱。宜用地榆一两，醋煎，露一宿，次早温服立止，止后随症治之，名地榆苦酒煎。

【提要】概述了用失笑散和地榆苦酒煎治疗妇女血崩伴心腹痛的治法。

【白话文】

崩血伴心腹痛甚者，称为杀血心痛，多是由于瘀血凝滞不散。宜用失笑散以逐瘀止痛，方中即蒲黄、五灵脂两味药，先用药止其痛，痛止然后随症治疗。

若崩血用补法仍然不能止血者，应当预防滑脱失禁现象的发生。宜用地榆一两，醋煎，露天置一宿，次早温服，名地榆苦酒煎，血止后随症治之。

崩漏门汇方

补中益气汤

黄芪　人参　白术　甘草（炙）各一钱　当归　陈皮各七分　升麻

柴胡_{各三分}

上八味均锉，姜、枣水煎服。

益胃升阳汤

黄芪_{二钱}　人参_{(有嗽去之)一钱}　神曲_{(炒)一钱五分}　白术_{三钱}　当归_(酒洗)　陈皮　甘草_{(炙)各一钱}　升麻　柴胡_{各五分}　生黄芩_{(秋凉不用)二钱}

上为粗末，每服三钱或五钱。如食添，再加之；如食减，只服三钱，或更减之，不可多服。水煎，去滓，热服。

升阳除湿汤

黄芪　苍术　羌活_{各一钱五分}　防风　藁本　升麻　柴胡　甘草_{(炙)各一钱}　独活_{五分}　蔓荆子_{七分}

上㕮咀，水五大盏，煎至一大盏，去滓，稍热服。空心服毕，待少时，以早膳压之。

失笑散

五灵脂　蒲黄_{各等份}

上为末，先用酽醋调二钱，熬膏，入水一盏，煎至七分，食前热服，良验。

地榆苦酒煎

地榆_{一两}

醋煎，露一宿，次早温服立止。止后随症调治之。苦酒，即醋也。

带下门

五色带下总括

【原文】　　　带下劳伤冲与任，邪入胞中五色分。

青肝黄脾白主肺，蚘血黑肾赤属心。

随人五脏兼湿化，治从补泻燥寒温。

更审疮脓瘀血化，须别胞膀浊与淫。

〖注〗带下者，由于劳伤冲任，风邪入于胞中，血受其邪，随人脏气湿热、湿寒所化。故色青者属肝，为风湿；色赤属心，为热湿；色黄属脾，为虚湿；色白属肺，为清湿；色黑属肾，为寒湿也。其从补、从泻、从燥、从涩、从寒、从温，则随证治之。

更审其带久淋沥之物，或臭或腥秽，乃败血所化，是胞中病也；若似疮脓，则非瘀血所化，是内痈脓也。若如米泔，兼尿窍不利，乃膀胱白浊病也；若尿窍通利，从精窍出，或如胶黏，乃胞中白淫病也。

【提要】概述了妇人五色带下的病因病机及辨证。

【白话文】

带下，多由于过劳损伤冲任，或风邪入侵胞宫，血受风邪侵袭，伴随机体脏腑湿热、寒湿所化生。带下色清者多属于肝，为风邪、湿邪所致；带下色红属心，为热邪、湿邪所致；带下色黄属脾，为脾虚湿盛所致；带下色白属肺经，为清湿；带下色黑多属肾，为寒湿。治疗的话，要从补、泻、燥、涩、寒、温这几个方面辨证施治。

更应仔细审察带下日久淋漓不尽之物，气味腥臭者，多是败血所致，多为胞宫为病；若带下形似疮脓，并不是瘀血所化生，这是胞内痈肿化脓所致。若带下色如米泔，兼小便不利，多是膀胱白浊病；若小便通利，从阴中流出，质黏腻如胶，多是胞中白淫病。

带下证治

【原文】　　　　邪入胞中吴茱萸，赤黏连栀青防栀。

　　　　　　　　白主益气黑六味，黄淡六君或归脾。

〖注〗带下因六淫之邪入于胞中者，宜吴茱萸汤。若色赤、色黄而浊黏者，热也。色黄者，加黄连、栀子；色青者，加防风、栀子。若色白、色黑而清稀者，虚寒也。色白者，用补中益气汤；色黑者，用六味地黄汤；色黄而淡者，宜六君子汤，或加味归脾汤，分证调治可也。

吴茱萸汤　补中益气汤　六味地黄汤　六君子汤　归脾汤方俱见首卷汇方

【提要】概述了妇女带下病的病因病机及辨证论治。

【白话文】

带下因六淫之邪侵袭胞宫所致，宜用吴茱萸汤。若带下色赤、色黄而质黏腻秽浊者，多属热邪所致。色偏黄，可加黄连、栀子；色偏青，可加防风、栀子。若色白，或色黑而清稀，多属虚寒。色偏白者，用补中益气汤；色偏黑者，用六味地黄汤；色黄而淡者，宜用六君子汤或加味归脾汤，分证论治。

加味四物汤

【原文】　　　胞中冷痛乃寒湿，四物附子桂姜宜。

　　　　　　　臭腥兼合知柏用，久滑升柴龙牡脂。

〖注〗带下而胞中热痛，乃热湿也。今胞中冷痛，乃寒湿也，宜四物汤加川附子、炮姜、官桂服之。日久滑脱者，加升麻、柴胡举之，龙骨、牡蛎、赤石脂涩之。

四物汤方见前调经门汇方内

【提要】概述了用加味四物汤治疗妇女寒湿带下的辨证论治。

【白话文】

带下胞中热痛者，多属热湿。胞中冷痛，多属寒湿，宜用四物汤加川附子、炮姜、官桂服用。若带下伴有腥臭味，可以加知母、黄柏合用；日久伴滑脱者，加升麻、柴胡以升阳举陷，龙骨、牡蛎、赤石脂以收敛固涩。

清白散

【原文】　　　带下湿热清白散，四物姜炭草柏椿。

　　　　　　　赤榆荆芩湿二术，滑加龙牡久合君。

〖注〗带下，五色带下也。皆湿热所化，宜用清白散，其方即四物汤加姜炭、甘草、黄柏、椿皮也。色赤加地榆、荆芥、黄芩；湿加苍术、白术；滑加龙骨、牡蛎；久则合四君子汤也。

四物汤　四君子汤俱见前调经门汇方内

【提要】概述了用清白散治疗妇女湿热带下的辨证论治。

【白话文】

带下，多是湿热所化生，宜用清白散，由四物汤加姜炭、甘草、黄柏、椿皮组成。若带下色赤则加地榆、荆芥、黄芩；湿盛者加苍术、白术；滑脱者加龙骨、牡蛎；日久不愈者合四君子汤。

导水丸　万安丸

【原文】　　带下有余皆湿化，少腹胀疼污水绵。

　　　　　　导水牵滑芩军热，万安牵椒茴木寒。

〔注〕五色带下，皆从湿化。若少腹胀痛，污水绵绵，属湿热者，宜用导水丸，其方即牵牛、滑石、黄芩、生大黄，治热有余也。属湿寒者，宜用万安丸，其方即牵牛、胡椒、小茴香、木香，治寒有余者也。

【提要】概述了用导水丸和万安丸治疗妇女带下病的辨证论治。

【白话文】

五色带下，都是从湿化生。若伴少腹胀痛，污水绵绵，证属湿热者，宜用导水丸，其方即牵牛子、滑石、黄芩、生大黄，以清热利湿；证属寒湿者，宜用万安丸，其方即牵牛子、胡椒、小茴香、木香，以祛寒利湿。

威喜丸　固精丸

【原文】　　瘀化疮脓浊淫病，虚实寒热酌其宜。

威喜蜡苓固精菟，韭味桑苓龙牡脂。

〖注〗带下有因瘀血所化，或疮疡脓出及白浊、白淫者，皆带下类也。其虚实寒热，当酌其宜。药用威喜丸，即黄蜡、茯苓也；固精丸，即菟丝子、韭菜子、五味子、桑螵蛸、茯苓、龙骨、牡蛎、赤石脂也。

【提要】概述了用威喜丸和固精丸治疗妇女带下病的辨证论治。

【白话文】

带下有因瘀血所化，或疮疡脓出，或白浊及白淫者，都属于带下病的范畴。其属虚实寒热，应仔细斟酌。治疗可用威喜丸，即黄蜡、茯苓；也可用固精丸，即菟丝子、韭菜子、五味子、桑螵蛸、茯苓、龙骨、牡蛎、赤石脂。

带下门汇方

清白散

当归　黄柏（盐水泡）　白芍（炒）　樗根皮（酒炒）　生地　川芎　贝母各一钱　炮姜　甘草各五分

上锉，生姜三片，水煎服。

导水丸

牵牛（头末）　滑石（水飞）　黄芩　川大黄

上末，蒸饼为丸，量虚实服。

万安丸

牵牛（头末） 胡椒 木香 小茴香（焙）各等份

上末，水泛为丸，量虚实服。

威喜丸

白茯苓（去皮作块，用猪苓二钱半，同于瓷器内煮二十余沸，出，晒干，不用猪苓）
四两 黄蜡四两

上以茯苓为末，炼黄蜡为丸，如弹子大。空心细嚼，满口生津，徐徐咽服，以小便清为度。忌米醋，只吃糠醋。忌动气。

固精丸

牡蛎（煅粉） 菟丝子（酒蒸，焙） 韭子（炒） 龙骨 五味子 白茯苓 桑螵蛸（酒炙） 赤石脂各等份

上为末，酒糊丸如桐子大。每服七十丸，空心盐汤下。

癥瘕积痞疼癖疝诸证门

癥瘕积聚痞瘀血血盅总括

【原文】 五积六聚分脏腑，七癥八瘕气血凝。

癥积不动有定处，瘕聚推移无定形。

痞闷不宣气壅塞，未成坚块血瘀名。

蓄久不散成血蛊，产后经行风冷乘。

〖注〗五脏气积，名曰积，故积有五证。六腑气聚，名曰聚，故聚有六证。《难经》有心、肝、脾、肺、肾五脏之积，而无六聚。盖以积为血病，而聚为气病也。故李杲有五积丸方治法。

《巢氏病源》载七癥八瘕，但有八瘕名证，而无七癥病形。其他方书亦不概见。大抵又以癥为气病，而瘕为血病也。夫病皆起于气，必气聚而后血凝，不必过泥于黄、青、燥、血、脂、狐、蛇、鳖等名；但以牢固不移有定处者，为癥为积；推移转动，忽聚忽散者，为瘕为聚可也。故曰：癥者，征也，言有形可征也；瘕者，假也，言假物成形也。

若夫痞者，痞闷不通，气道壅塞之谓也。

瘀血者，血瘀腹中未成坚块也。

蓄之既久，必成血蛊矣。

凡此诸证，皆由新产之后，经行之时，不知谨避，以致风冷外袭，邪正相搏，结于腹中而成也。

【提要】概述了癥瘕、积聚、痞、瘀血和血蛊的相关病因病机。

【白话文】

人体五脏之气聚积，称为积，所以积有五种。六腑之气聚集，称为聚，故聚分六种。《难经》中有论述心、肝、脾、肺、肾五脏之积，而无六聚之说。前人多认为积病是血之病，而聚病多是气之病。故李杲有"五积丸"治疗此病。

《巢氏病源》中记载有"七癥八瘕"，但是书中有此名，却没有详细的病证描述。其他的古籍医书里也没有记载。大抵是由于癥多为气病，瘕多表现为血病。疾病大都是由于气机不畅，则气聚而致血凝，不必过于拘泥于黄、青、燥、血、脂、狐、蛇、鳖等病名；但凡腹内牢固不移有固定的地方的，多是癥病积病；结块可推移转动的，时聚时散的多是瘕病聚病。所以说，癥，同"征"，指腹内结块有形可征，固定不移；瘕，同"假"，指腹内结块聚散无常，痛无定处，是假物成形。

痞证，多表现为痞塞胀满，气道堵塞。

瘀血，多是指血瘀积聚腹中而没有形成结块。

若瘀血积聚时间过久，则容易形成血蛊。

上述所讲到这些疾病，多是由于新产之后或者行经之时，不知避风寒、慎起居，而导致风寒之邪侵袭，邪气与正气相搏，结聚于腹中而形成的疾病。

癥瘕证治

大七气汤

【原文】　　　妇人一切癥瘕病，上下攻疼七气汤。

藿香益智棱莪术，甘桔青陈肉桂香。

〔注〕妇人一切癥瘕，随气上下攻筑疼痛者，宜大七气汤。其方即藿香叶、益智仁、京三棱、蓬莪术、甘草、桔梗、青皮、陈皮、肉桂心、木香也。

【提要】概述了用大七气汤治疗妇女癥瘕的证治。

【白话文】

妇人的癥瘕之病，跟随气而上下攻窜而致疼痛者，宜用大七气汤。

其方由藿香叶、益智仁、京三棱、蓬莪术、甘草、桔梗、青皮、陈皮、肉桂心、木香组成。

食癥证治

乌药散

【原文】　经行产后食生冷，脏气相搏结块形。

牢固不移日渐长，开滞消积温散行。

乌药散乌桃莪术，木香当归青桂心。

〔注〕妇人经行、产后贪食生冷之物，与脏气互相搏聚，结成坚块，牢固不移、日渐长大者，治宜开滞消积。用乌药散，即乌药、桃仁、莪术、木香、当归、青皮、桂心，以温散之自愈。

【提要】概述了用乌药散治疗妇女食癥的证治。

【白话文】

妇人行经或者产后贪食生冷寒凉之物，其与脏腑之气相搏结而成硬块，牢固不移、日渐增大者，治疗宜行滞消积。方用乌药散，即乌药、桃仁、莪术、木香、当归、青皮、桂心，以温中散寒。

血癥证治

血竭散

【原文】　乘脏虚兮风冷干，饮食内与血相搏。

因成血癥坚牢固，胁腹胀痛热而烦。

少食多忘头汗出，血竭归芍蒲桂延。

〖注〗妇人产后、经行之时，脏气虚，或被风冷相干，或饮食生冷，以致内与血相搏结，遂成血癥。牢固不移，胁腹胀痛，内热心烦，食少善忘，但头汗出者，宜用血竭散，即血竭、当归、赤芍、蒲黄、桂心、延胡索也。

【提要】概述了用血竭散治疗妇女血癥的证治。

【白话文】

妇人新产后或者行经之时，脏气虚弱，或感受风寒，或过食生冷寒凉之物，以致寒气入内与血相搏结，而形成血癥，并且牢固不移，伴胸胁腹部胀痛、心烦内热、纳食少兼健忘、头部汗出。宜用血竭散，即血竭、当归、赤芍、蒲黄、桂心、延胡索。

痞证治

助气丸

【原文】　　　三焦痞满胸膈闷，气不宣通助气青。

白术三棱蓬莪术，枳壳槟榔香与陈。

〖注〗妇人胸膈痞闷，谓之痞。由于气壅不宣所致，宜助气丸，即青皮、白术、三棱、莪术、枳壳、槟榔、木香、陈皮，为丸服也。

【提要】概述了用助气丸治疗妇女痞证的证治。

【白话文】

妇人感胸膈痞满胀闷不舒，多谓之痞。由于气机壅塞失于宣散而导致的，宜用助气丸，方中药物包括青皮、白术、三棱、莪术、枳壳、槟榔、木香、陈皮，做成丸剂服用。

积聚证治

开郁正元散

【原文】　积聚通用正元散，苓术青陈曲麦延。

香砂海粉楂甘桔，痰饮食积血气搏。

〖注〗五积六聚，乃痰饮食积、气血搏结而成。通用开郁正元散，其方即茯苓、白术、青皮、陈皮、神曲、麦芽、延胡索、香附、砂仁、海粉、山楂、甘草、桔梗也。用以健脾消食，化痰渗饮，理气和血，则积聚未有不愈者矣。

【提要】概述了用开郁正元散治疗妇女五积六聚的证治。

【白话文】

五积六聚，多是由于痰饮食积、气血相互搏结而致，常用开郁正元散，其方药包括茯苓、白术、青皮、陈皮、神曲、麦芽、延胡索、香附、砂仁、海粉、山楂、甘草、桔梗，起到健脾消食、化痰渗饮、理气和血的作用，则积聚都可以治愈。

瘀血血盅证治

桃奴散

【原文】　腹中瘀血未成形，面黄发热腹胀疼。

产后经来风冷客，血室之内有瘀停。

产后恶露失笑散，经闭瘀凝玉烛攻。

血蛊桃奴猵鼠粪，延桂砂香附五灵。

〖注〗妇人产后、经行之时，伤于风冷，则血室之内必有瘀血停留，未成坚块，故不名癥瘕也。其人必面色萎黄，脐腹胀痛，内热晡热。若产后恶露不行者，宜失笑散；若经闭不通，瘀血凝聚者，宜玉烛散。

瘀血不行，蓄之既久，必成血蛊，宜用桃奴散，即桃奴、猵鼠粪、延胡索、桂心、砂仁、桃仁、香附、五灵脂也。（猵鼠粪，一名两头尖，即雄鼠屎。桃奴，即桃树上未成不落之干桃子也。）

失笑散方见首卷崩漏

玉烛散方见首卷汇方内

【提要】概述了用桃奴散等治疗妇女瘀血血蛊的证治。

【白话文】

妇女新产之后，或行经之时，伤于风寒，则子宫内必有瘀血停滞，而没有形成结块者，不能称为"癥瘕"。病人多表现为面色萎黄，脐腹部胀痛，午后潮热。如果病人产后恶露不畅，则可用失笑散；如果瘀血阻滞，经血不通，则可用玉烛散。

瘀血阻滞，积聚体内日久，则成血蛊，宜用桃奴散，即桃奴、猵鼠粪、延胡索、桂心、砂仁、桃仁、香附、五灵脂。（猵鼠粪，一名两头尖，即雄鼠屎。桃奴，即桃树上未成熟没有落下的干桃子。）

痃癖疝证总括

【原文】　脐旁左右一筋疼，突起如弦痃证名。

僻在两肋名曰癖，高起如山疝病称。

必引少腹腰胁痛，三证皆由风冷成。

或作或止因寒发，痛时方见不痛平。

〖注〗妇人脐之两旁，有筋突起疼痛，大者如臂，小者如指，状类弓弦者，名曰痃。僻在两肋之间者，名曰癖。若小腹牵腰胁，疼痛高起者，谓之疝。名虽有三，其实皆因风冷客于胞中而然，故其发作皆因再受风冷。发则痛，痛则见，不痛则平复如初也。

【提要】概述了妇女出现痃、癖、疝证的相关病因病机。

【白话文】

妇女肚脐两边有青筋突起伴疼痛，大的可以如手臂，小的如手指一般，形如弓弦状，称之为"痃"。病位在两侧胁肋之间，称之为"癖"。若小腹痛及腰胁两侧疼痛伴结块突起，称之为"疝"。虽然有三种病名，其实都是由于风寒之邪侵袭胞中所致，所以这些疾病的反复发作都是由于再次感受风寒。发作的时候则感到疼痛，痛的时候可以看到凸起的包块，不痛的时候就跟平时一样很正常。

痃癖证治

葱白散

【原文】　妇人痃癖腹胁痛，风冷血气结而成。

葱白四物参苓枳，桂朴姜香青莪棱。

茴香曲麦苦楝子，葱盐煎服诃黄斟。

〖注〗妇人痃癖腹肋疼痛者，皆因风冷与气血搏结而成。宜用葱白散温散之，其方即四物汤加人参、茯苓、枳壳、肉桂、厚朴、干姜、木香、青皮、莪术、三棱、茴香、神曲、麦蘖、苦楝子、葱白，食盐煎服也。大便结燥，去盐加大黄；如大便自利加诃子。

四物汤方见首卷汇方内

【提要】概述了用葱白散治疗妇女痃癖的证治。

【白话文】

妇人患痃癖，腹部胁肋疼痛，都是因为风寒侵袭并与气血搏结所致。宜用葱白散温经散寒止痛，此方即四物汤加人参、茯苓、枳壳、肉桂、厚朴、干姜、木香、青皮、莪术、三棱、茴香、神曲、麦蘖、苦楝子、葱白，用食盐煎服。若病人大便干燥，可以去食盐加大黄；若大便溏稀可加诃子。

疝病证治

当归散

【原文】　妇人疝病气攻冲，胁腹刺痛当归芎。

鳖甲吴萸桃仁芍，桂榔青木大黄蓬。

〖注〗妇人疝病，攻冲刺痛，多因风冷寒湿客于胞门血室，故其病皆属厥阴肝经。宜当归散，即当归、川芎、鳖甲、吴茱萸、桃仁、赤芍、肉桂、槟榔、青皮、木香、大黄、蓬莪术也。

【提要】概述了用当归散治疗妇女疝病的证治。

【白话文】

女子患疝病，攻窜疼痛，多是由于风寒湿邪侵袭胞宫，都属于厥阴肝经病，宜用当归散，即当归、川芎、鳖甲、吴茱萸、桃仁、赤芍、肉桂、槟榔、青皮、木香、大黄、蓬莪术。

治诸积大法

【原文】　　形虚病盛先扶正，形证俱实去病急。

大积大聚衰其半，须知养正积自除。

〔注〕凡治诸癥积，宜先审身形之壮弱、病势之缓急而治之。如人虚，则气血衰弱，不任攻伐，病势虽盛，当先扶正气而后治其病；若形证俱实，宜先攻其病也。经云：大积大聚衰其半而止，盖恐过于攻伐，伤其气血也。罗天益曰：养正积自除，可谓得经旨者矣。

【提要】概述了治疗各种癥积，宜先审身形的强弱和病势的缓急轻重的方法。

【白话文】

治疗各种癥积，应当先审察病人身形的强弱、病势的缓急轻重再来治疗。若病人形体虚弱，多气血衰弱，不可任意攻伐，病情虽重，但也要先扶助正气，后治疗其病。若形体强壮而病势也急，则应先治疗疾病。《黄帝内经》云"大积大聚衰其半而止"，盖恐过于攻伐，伤其气血也。罗天益曰"养正积自除"，说的就是这个道理。

癥瘕积痞血盅门汇方

大七气汤

三棱　莪术（各煨，切）　青皮（去穰）　陈皮（去白）　木香　藿香　益智仁　桔梗　肉桂　甘草（炙）各七钱半

上㕮咀，每服五钱。水二盏，煎至一盏，食前温服。

乌药散

乌药　莪术　桂心　当归（炒）　桃仁　青皮　木香各等份

上为末，每服二钱，热酒调下。

血竭散

真血竭（如无，紫矿代）　当归　赤芍　蒲黄　桂心　延胡索

上等份，研细频筛，再研，取尽为度。每服一钱，用童便合好酒半大盏，煎一沸，温调下。方产下时一服，上床良久再服，其恶血自循经下行，不致冲上，免生百病。

助气丸

京三棱　蓬莪术（二味各用湿纸包，灰火中煨透，切片）各二斤　青皮（去白）　陈皮（去白）　白术各十五两　枳壳（麸炒，去穰）　槟榔　木香各十两

上为末，糊丸桐子大。每服五十丸，滚水下。

开郁正元散

白术　陈皮　青皮　香附　山楂　海粉　桔梗　茯苓　砂仁　延胡索　麦芽（炒）　甘草（炙）　神曲（炒）各等份

上锉，每服一两，生姜三片，水煎服。

桃奴散

桃奴（炒）　雄鼠粪（炒，两头尖者是）　延胡索　肉桂　五灵脂　香附（炒）　砂仁　桃仁各等份

上为末。每服三钱，酒调下。

葱白散

当归　熟地　赤芍　川芎　人参　茯苓　枳壳　肉桂　厚朴　干姜　木香　青皮　莪术　三棱　茴香　神曲　麦芽　苦楝子各等份

上末，加葱白三寸，食盐五分，煎服三钱。大便结燥，去盐加大黄；便自利加诃子。

当归散

当归　川芎各二钱　鳖甲（醋炙）三钱　桃仁十五粒　吴茱萸　赤芍　肉桂各一钱　槟榔　青皮各八分　木香　莪术　川大黄各七分

上为末，每服一钱。水一盏，入干燕脂一钱，同煎六分，食后服。

嗣育门

胎孕之原

【原文】　　天癸先天生身气，精血后天化成形。

男子二八天癸至，属阳应日精日盈。

女子二七天癸至，属阴应月血月通。

男女媾精乃有子，乾道男成坤女成。

〖注〗天癸乃父母所赋，先天生身之真气也，精血水谷所化，后天成形之本也。男子二八，先天肾气盛，天癸至，与后天所生之精会合而盈。然男子属阳，阳应日，故精盛而日举也。女子二七，先天肾气实，天癸至，与后天所生之血会合而盛。然女子属阴，阴应月，故血盛而月下也。所以至期男女媾，其先天真气、后天精血，阴阳会和，乃能有子也。当此阴阳会合时，阳盛自然成男，是乾道成男也；阴盛自然成女，是坤道自然成女也。

【提要】概述了女子孕育怀胎的原因。

【白话文】

天癸是来源于父母，是先天的真气，是精血水谷精微所化生的，也是后天成形的根本。男子到了 16 岁，先天肾气充足，天癸至，与自身后天所化生的精气会合。而男子先天属阳之体，阳对应的是太阳，故肾精充盛。女子 14 岁，肾气足而天癸至，与后天化生的气血会合。

女子属阴，阴对应的是月亮，故血气充盛而月事以时下。到了这个阶段男女交媾，先天真气与后天精血，阴阳会合，才能有子。在阴阳会合之时，阳偏盛则成男胎，阴偏盛则成女胎。

男女完实

【原文】　　精通必待三十娶，天癸二十始适人。

皆欲阴阳完实后，育子坚壮寿偏增。

〔注〕男子十六而精通，必待三十而娶；女子十四而天癸至，必待二十而嫁者，皆欲阴阳完实。然后交而孕，孕而育，育而其子必坚壮长寿也。今未笄之女，天癸始至，已近男色，则阴气早泄，未完而伤，未实而动，所以虽交而不孕，孕而不育，育而其子必脆弱不寿也。

【提要】概述了男子和女子要等到阴阳俱实、形体充实的时候再受孕生育。

【白话文】

男子 16 岁左右开始通精，要等到 30 岁再娶妻；女子 14 岁天癸即至，须等到 20 岁而出嫁。等到阴阳俱实、形体充实，然后交合受孕生育，则其子必然强壮长寿。女子未成年，天癸刚至，就开始有性生活，则体内阴气早泄，身体未完实，所以虽交合而不能受孕，即使受孕而难生育，即使生育其子必体弱多病寿命不长。

种子时候

【原文】　　男子聚精在寡欲，交接乘时不可失。

须待绸缪时候至，乐育难忍是真机。

〔注〕聚精之道，惟在寡欲，交接女子，必乘其时，不可失之迟早。盖妇人一月经行一度之后，必有一日绸缪之时，气蒸而热，如醉如痴，有欲交接不可忍之状，乃天然节候，是成胎生化之真机也。

【提要】概述了男女交接须把握时机。

【白话文】

男子聚精，应清心寡欲，男女交接，必把握时机，不可过早或过晚。女子月经1个月一行后，必有一日是氤氲之时（即我们现代的排卵期），氤氲之时，女子气蒸而热，如醉如痴，有欲交接不可忍之状，这是自然现象，也是孕育胎儿的最佳时机。

分男女论

【原文】　　精血先后分男女，或以奇偶少多分。

或以子宫左右定，是皆不晓个中因。

欲识此中真消息，乾道阳男坤女阴。

〔注〕分男女之说，先贤有以血先至，裹精则成男；精先至，裹血则成女；精血散分并裹则为骈胎、品胎之原者。有以月水尽后一、三、五日成男，二、四、六日成女；与夫经水断后一、二日成男，四、五日成女者；有以受气于左子宫成男，受气于右子宫成女者，皆各执一见，殊为不晓此中因也。

盖独男独女之胎，可以日数论。骈胎、品胎，或男、或女，亦可以日数论乎？稽之史载，一产三子、四子，有半男半女，或男多女少、男少女多者，则

一、三、五日为男，二、四、六日为女之说，不可凭矣！抑岂有一日受男，而二日复受女之理乎？丹田，命门也，在男子曰精室，在女子曰子宫，形如合钵，并无两歧可分。曰左右，则是有两子宫矣。此说尤属不经。然则何以定之？亦惟以会合天人，阳盛乾道成男，阴盛坤道成女，斯足为确论耳。

【提要】概述了决定生男生女的相关因素。

【白话文】

男女之分，先贤认为血先至，包裹精则成男胎；精先至，包裹血而成女胎；精血分散包裹而成双胎或三胎。也有认为月经干净后一、三、五日交合则成男胎，二、四、六日交合则成女胎；也有认为月经干净后一、二日交合成男胎，四、五日交合成女胎；或者是受孕在子宫左侧成男胎，受孕在子宫右侧成女胎。各执己见，没有人知道其中的原因。

男胎或女胎，岂是能用日数来作定论？双胎或三胎，难道也可以通过计算天数来实现？所以古书记载的一胎生育三子或四子，一半男的一半女的，或者男多女少，或者男少女多，则说明一、三、五日为男，二、四、六日为女之说不可信。岂有月经干净后第一天受孕成男胎，第二日又受孕成女胎的道理？丹田，就是我们所说的命门，在男子身上称为精室，在女子身上称之为子宫，形如合钵，并没有两个分支。所谓左右，则是指有两子宫，这种说法尤其不可信。生男生女到底是由什么决定的呢？惟阴阳会合，阳盛乾道成男，阴盛坤道成女。

双胎品胎

【原文】　　古以双胎精气盛，不成男女或兼形。

　　　　　　阴阳变常驳气盛，事之所有理难明。

〖注〗古以双胎，乃精气有余，歧而分之，血因分而摄之故也。若男同孕者，刚日阳时也；女同孕者，柔日阴时也；男女同孕者，刚日阴时，或柔日阳时也。其他或有不成男女，男不可为父，女不可为母，与男女之兼形者，又皆阴阳变常，驳气所感，事之所有，理之所无，莫可稽考者也。

【提要】概述了妇女生双胎多胎皆是由于阴阳变化无常所致，是自然所化生，无从考究。

【白话文】

　古代认为双胎多是人体精气旺盛而致，跟我们人体的气有摄血的作用有关。若同为两男胎，说明是阳日阳时受孕；同为两女胎，则是阴日阴时受孕；若为龙凤胎，则是阳日阴时或者阴日阳时受孕。其他情况，有些不成男女之形，或完全丧失生育能力，或者同时兼见男女之身形，皆是由于阴阳变化无常所致，是自然所化生，无从考究。

脉见有子

【原文】　　少阴动甚知有子，阴搏阳别尺寸凭。

　　　　　　但搏不滑胎三月，搏而滑石五月形。

〖注〗少阴肾脉动甚者，有子脉也。但当凭其两尺阴脉搏指有力，两寸阳脉不搏指而别于两尺，斯为有子脉无疑也。其但搏不滑者，主三月之胎；搏而滑者，主五月之胎也。

【提要】概述了如何从脉象诊断出怀孕的方法。

【白话文】

少阴肾脉动，为有子之脉，若两手的尺脉搏指有力，强于两手的寸脉和关脉，则说明腹中有子。脉虽搏动有力但不滑利者，多是怀胎三个月之内；若脉搏动有力而脉象流利者，多为怀孕五个月。

胎男女辨

【原文】　　　上小下大女腹箕，中正圆高男腹釜。

右疾为女左疾男，胎气钟于阴阳主。

〖注〗上小下大，如箕之形，盖以女胎面向母腹，其足膝抵腹，故有是形也。中正圆高，如釜之形，盖以男胎面向母背，则背脊抵腹，故有是形也。右手属阴，脉疾为女；左手属阳，脉疾为男。是胎气钟于阴，则右盛主女；钟于阳，则左盛主男也。

【提要】概述了辨别男胎女胎的方法。

【白话文】

腹部上小下大，如簸箕的形状，多是女胎，胎儿面向产母的腹部，用脚和膝盖顶住肚皮，所以呈现这种形状。如孕妇腹部中间又圆又高，像釜的形状，多是男胎，胎儿面部朝向产母的背部，以背脊骨顶着肚皮，所以呈圆形。右手属阴，脉来急速则为女胎；左手属阳，脉来急速为男胎。是因为胎气钟于阴，则右手脉盛主女；钟于阳，则左手脉盛主男。

辨别孕病

【原文】　　　孕病不分须诊乳，五月之后乳房升。

　　　　　　　何以知其母子吉，身虽有病脉和平。

〖注〗妇人经水不至，不分是孕是病者，五个月之后，以孕妇乳房辨之。若乳房升大有乳者，是孕；若乳房不大无乳者，是病也。凡孕妇有病，其险可知，亦何以知其母子俱吉，惟诊其脉象和平，则虽有病，知均吉无虑也。

【提要】概述了鉴别妇女是怀孕还是月经不调的方法。

【白话文】

　　妇女月经不来潮，分不清是怀孕还是月经不调者，五个月后可根据妇女的乳房的变化来辨别。若乳房增大伴有乳汁，则是怀孕；如乳房无明显增大而无乳汁，则是月经不调。孕妇患病，其风险常高于常人，如何知晓母子是否体健，可以通过诊察其脉象，脉象平和，即使是兼有他病也无大碍。

分经养胎

【原文】　　　分经养胎不足凭，无所专养论不经。

　　　　　　　形始未分无不具，阴阳之道渐分形。

〖注〗巢元方曰：妊娠一月名胚胎，足厥阴脉养之；二月名始膏，足少阳脉养之；三月名始胎，手心主脉养之，当此时血不流行，形象始化；四月始受水精以成血脉，手少阳脉养之；五月始受火精以成气，足太阴脉养之；六月始受金精以成筋，足阳明脉养之；七月始受木精以成骨，手太阴脉养之；八月始受土精以成肤革，手阳明脉养之；九月始受石精以成毛发，足少阴脉养之；十月五脏、六腑、关节、人神皆备。

又有推巢元方养胎之说，谓四时之令必始于春，所以一月、二月间，是足厥阴、少阳木也；三月、四月间，手厥阴、少阳火也；五月、六月间，足太阴、阳明土也；七月、八月间，手太阴、阳明金也；九月、十月间，足少阴、太阳水也。惟手少阴、太阳二经，无所专养者，以君子之官无为而已。此说更为不经。

夫男女交接，精血聚而成胚，此孕形之始也，虽未分身躯脏腑，而其理无不具也。犹太极浑然，包罗万象，而阴阳之一气氤氲，浸渐化生而成，子母分形，自然而然如草木成熟，壳脱蒂落也。

【提要】概述了分经养胎的理论。

【白话文】

隋·巢元方说：妊娠1个月名胚胎，足厥阴肝脉养之；2个月名始膏，足少阳胆脉养之；3个月名始胎，手少阴心经主脉养之，此时血不流行，形象始化；4个月始受水精以成血脉，手少阳三焦脉养之；5个月始受火精以成气，足太阴脾脉养之；6个月始受金精以成筋，足阳明胃脉养之；7个月始受木精以成骨，手太阴肺脉养之；8个月始受土精以成肤革，手阳明大肠脉养之；9个月始受石精以成毛发，足少阴肾脉养之；怀胎10个月，五脏、六腑、关节、人神皆具备。这是"逐月养胎法"。

又有根据巢元方的养胎说认为，一年四季都是从春季开始，所以怀孕一月、二月间，是足厥阴、少阳木也；三月、四月间，手厥阴、少阳火也；五月、六月间，足太阴、阳明土也；七月、八月间，手太阴、阳明金也；九月、十月间，足少阴、太阳水也。惟手少阴、太阳二经，无所专养者，以君子之官无为而已。此说更为不经。

男女交接，精血聚而成胚，形成最早的胚胎，虽然肢体脏腑还未分化，但其实已具备。犹如太极浑然，包罗万象，而阴阳之气充盈，逐渐化生而成，子母分形，自然而然，如草木成熟、瓜熟蒂落。

受孕分房静养

【原文】　　　受孕分房宜静养，谨戒食味使脾安。

调其喜怒防惊恐，慎厥起居避风寒。

〖注〗受孕之后，分房静养，恐动相火，致生胎毒。谨戒饮食五味，使其脾胃调和，母之气血易生，子之形成必育。内调七情，外避风寒，起居安顺，不持重用力，不安逸多睡，不登高涉险，则母无病，子亦安矣。

【提要】概述了女子受孕后静养胎儿的注意事项。

【白话文】

受孕之后，夫妻应分房睡而静养胎儿，恐房劳不节而动相火致生胎毒。饮食应清淡平和，忌肥甘厚腻，使脾胃调和，母体的气血易生，胎儿生长健硕。避风寒，畅情志，慎起居，不提重物，不贪睡嗜睡，不爬山涉水，则母子均平平安安。

安胎母子二法

【原文】　　　安胎之道有二法，母病胎病要详分。

　　　　　　　母病动胎当治母，子病致母审胎因。

〖注〗安胎之道有二法，母病、胎病当详分而施治也。凡因母病以致胎动者，但疗其母，母安则胎自安；或因胎病有所触动，以致母病者，但宜安胎，胎安则母自愈矣。

【提要】概述了安胎的原则。

【白话文】

安胎的原则，首先是分清是母病还是胎病。如因母病而致胎动不安者，重在治病，病去母安则胎自安；如因胎病而胎不安，致母病者，重在安胎，胎安则病自愈。

胎前用药三禁

【原文】　　　胎前清热养血主，理脾疏气是为兼。

　　　　　　　三禁汗下利小便，随证虚实寒热看。

〖注〗丹溪曰：胎前当清热养血为主，恐伤阴血也。理脾脾健，则气血易生；疏气气顺，则气血调和。理脾疏气，兼以清热养血，则胎自安矣。

三禁者，汗、下、利小便也，盖恐过汗亡阳伤气，过下亡阴伤血，利小便伤津液也。然又当随证详审表里、虚实、寒热，以施其治，不可过峻也。

【提要】概述了妇女妊娠期间用药三禁的原则。

【白话文】

朱丹溪说过：妊娠期间治病当以清热养血为主，恐伤阴血。兼以理气健脾，则气血易生；疏肝理气，则气血调和。理脾疏气，兼以清热养血，则胎自安。

三禁者，即禁汗、禁下、禁利小便也，主要是担心发汗太过而亡阳伤气，泻下太过而亡阴伤血，利小便而伤津液。在临床施治时当详审表里、虚实、寒热，用药不可过于峻烈。

安胎审宜调治

【原文】　形瘦不宜过热品，体盛补气恐动痰。

安胎芩术为要药，佐以他药任抽添。

火盛倍芩痰倍术，血虚四物气四君。

杜续胶艾胎不稳，气盛苏腹枳砂陈。

〖注〗形瘦之人多火，过用温热则伤阴血。肥盛之人多痰，过于补气，恐壅气动痰。白术消痰健脾，条芩清热养阴，二味为安胎要药。若有他证，则以药佐之，或减白术加条芩，或加白术减条芩，任其抽添。如火盛，则当倍芩以清火；痰盛，则当倍术以消痰；血虚，则合四物汤以补血；气虚，则合四君汤以补气；胎不安稳，更佐以杜仲、续断、阿胶、艾叶以安之；若气盛胎高，则加紫苏、大腹皮、枳壳、砂仁、陈皮以舒之。

四物汤　四君子汤方俱见首卷汇方内

【提要】概述了妇女妊娠期间应辨证安胎调治的方法。

【白话文】

瘦人多火，如过用温热之品则易伤阴血。肥人多痰，过用补气的药物容易生风动痰。白术消痰健脾，黄芩清热养阴，这二味药是安胎要药。若兼有他证，则以药佐之，或减白术加黄芩，或加白术减黄芩，任意加减。如火盛，则当黄芩加量以清火；痰盛，则当白术加量以消痰；血虚，则合四物汤以补血；气虚，则合四君子汤以补气；胎不安稳，更佐以杜仲、续断、阿胶、艾叶以固肾安胎；若气盛胎高，则加紫苏、大腹皮、枳壳、砂仁、陈皮以疏理气机。

嗣育门汇方

加味地黄丸

治妇人经水不调，必不能受孕，即使受之，亦不全美，宜常服此方。

熟地四两　山萸肉　山药各二两　牡丹皮　白茯苓各一两五钱　泽泻

香附（童便浸三次）各一两

上为末，炼蜜丸如梧子大。每服七十丸，白沸汤送下。

涤痰汤

治妇人肥盛者，多不受孕。以身中有脂膜闭塞子宫也，以此汤送后丸药。

当归一两　茯苓四两　川芎七钱五分　白芍药　白术（土炒）　半夏（制）

香附米　陈皮　甘草各一两

上作十贴，每贴姜三片，水煎吞后丸子。

涤痰丸

白术（土炒）二两　半夏曲　川芎　香附各一两　神曲（炒）　茯苓各五钱

橘红四钱　甘草二钱

上为末，粥丸。每服八十丸。如热者，加黄连、枳实各一两。

大补丸

治妇人瘦弱，多由血少不能受孕。宜常服此方。

天冬（去心）　麦冬（去心）　菖蒲　茯苓　人参　益智仁　枸杞子
地骨皮　远志肉

上为细末，炼蜜丸如桐子大，空心酒下三十丸。

苁蓉菟丝子丸

此方不寒不热，助阴生子。

肉苁蓉一两三钱　覆盆子　蛇床子　川芎　当归　菟丝子各一两二钱
白芍药一两　牡蛎（盐泥固煅）　乌贼鱼骨各八钱　五味子　防风各六钱　条
芩五钱　艾叶三钱

上为末，炼蜜丸如桐子大。每服三四十丸，盐汤下，早晚皆可服。

调经丸

理气养血，调经种子。

香附　川杜仲（姜汁炒）各八两　大川芎　白芍药　当归（去尾）　怀
生地　陈皮　小茴香（酒炒）　延胡索（略炒）　肉苁蓉（酒炒）　旧青皮
（麸炒）　台乌药（炒）　枯黄芩（酒炒）　乌贼鱼骨（酥炙）以上各四两

上十四味称足，真正好醋和面打糊为丸，如梧桐子大。每服百丸，
空心好酒送下。一方无陈皮、地黄，有人参、黄芪各二两。

医宗金鉴卷四十六

胎前诸证门

胎前总括

【原文】　妊娠胎前病恶阻，胞阻肿满气烦悬。

痫嗽转胞与子淋，激经胎漏胎不安。

小产死胎胎不长，子喑脏躁鬼胎连。

余病当参杂证治，须知刻刻顾胎原。

〔注〕此言妊娠胎前，有恶阻、胞阻、子肿、子满、子烦、子悬、子痫、子嗽、转胞、子淋、激经、胎漏、胎动不安、小产堕胎、子死腹中、胎萎不长、子喑、脏躁、鬼胎等证，皆当一一详辨熟记。其余胎前伤寒、伤食、疟疾、霍乱、泄泻，当于杂证门中参考治之。但须时刻保护胎原，不致误犯为要也。

【提要】概述了妇女妊娠期间相关疾病的总结。

【白话文】

妊娠期的疾病，有恶阻、胞阻、子肿、子满、子烦、子悬、子痫、子嗽、转胞、子淋、激经、胎漏、胎动不安、小产堕胎、子死腹中、胎萎不长、子喑、脏躁、鬼胎等，我们应该熟悉和掌握。其他的妊娠期的伤寒、伤食、疟疾、霍乱、泄泻这些疾病，在杂证门这一章节中有论述，治疗时需注意时刻顾护胎元，切勿忘记。

恶阻总括

【原文】　恶心呕吐名恶阻，择食任意过期安。

重者须药主胃弱，更分胎逆痰热寒。

〖注〗妇人受孕月余之后，时时呕吐者，名曰恶阻。若无他病择食者，须随其意而与之。轻者过期自然勿药而愈，重者须以药治之。当以胃弱为主，更审其或因胎气阻逆，或痰饮阻逆，与夫兼热兼寒而分治之。

【提要】概述了孕妇怀孕早期出现恶心呕吐的相关病因病机。

【白话文】

女子怀孕早期出现恶心呕吐，称之为恶阻。若孕妇无其他的疾病只是挑食，则应随其喜好。恶阻症状轻的过了这个阶段（一般为前三个月）症状会自然消失，症状重的要给予药物治疗。脾胃虚弱者多见，也有因胎气上逆或者痰浊阻滞而致，与兼见寒证、热证者应予以区别。

恶阻证治

保生汤

【原文】　胎气阻逆惟呕吐，无他兼症保生汤。

砂术香附乌陈草，量加参枳引生姜。

〔注〕恶阻，有因胎气阻逆者，乃受胎后胞门闭塞，脏气内阻，夹胎气上逆于胃，故恶心呕吐也。若平素胃虚所致，虽无痰饮，寒热相兼，而亦有恶阻证者，宜用保生汤，即砂仁、白术、香附、乌药、陈皮、甘草也。引用生姜者，以止其呕也。若气弱者，量加人参；气实者，量加枳壳。

【提要】概述了用保生汤治疗孕妇因胃虚致妊娠剧吐的证治。

【白话文】

恶阻，因胎气上逆犯胃而致者，是由于受孕后胞门闭塞，脏气内阻，冲脉气盛，夹胃气上逆，胃失和降，则出现恶心呕吐。若平素脾胃虚弱，虽无痰饮，受寒或热则容易出现恶阻，宜用保生汤，即砂仁、白术、香附、乌药、陈皮、甘草。用生姜为引药，以温胃止呕。若气虚者，酌情加人参；气实者，酌情加枳壳。

加味六君汤

【原文】　　痰饮恶阻吐痰水，烦眩加味六君汤。
　　　　　　枇杷藿香旋缩枳，热秘芩军寒桂姜。

〔注〕恶阻因于痰饮者，其吐必多痰水，且心烦头目眩晕，必其人平素胃虚，中停痰饮也。宜用加味六君汤，于六君汤内加枇杷、藿香、旋覆花、缩砂、枳壳。若胃热便秘，加黄芩、大黄以利之；胃寒喜热，加肉桂、干姜以温之。

六君汤方见首卷

【提要】概述了用加味六君汤治疗孕妇因痰饮内停致妊娠剧吐的证治。

【白话文】

由于痰饮内停而致的妊娠恶阻，其人多呕吐痰涎，且伴心烦、头晕目眩，这类人素体脾胃虚弱，故痰饮上犯停胃。宜用加味六君汤，即六君子汤加枇杷叶、藿香、旋覆花、缩砂仁、枳壳。若胃热兼便秘，加黄芩、大黄以泄热通便；胃寒喜热，加肉桂、干姜以温经散寒。

加味温胆汤

【原文】　　　热阻恶食喜凉浆，心烦愦闷温胆汤。

橘半茯甘与枳竹，更加芩连芦麦姜。

〔注〕恶阻因于胃热者，必呕吐，心中热烦，愦闷喜饮凉浆也。宜用加味温胆汤，其方即陈皮、半夏、茯苓、甘草、枳实、竹茹（名温胆汤），更加黄芩、黄连、芦根、麦门冬，引生姜也。

【提要】概述了用加味温胆汤治疗孕妇因胃热致妊娠剧吐的证治。

【白话文】

由于胃热所致的恶阻，必出现呕吐，伴心中烦躁、渴喜冷饮。宜用加味温胆汤，其方即陈皮、半夏、茯苓、甘草、枳实、竹茹（名温胆汤），加黄芩、黄连、芦根、麦冬，以生姜为引药。

【医案助读】

洪某某，女，22 岁。停经 50 天，呕吐加剧 1 周。病人于停经 38 天即开始出现呕恶、厌食、嗜睡，尿妊娠试验阳性，入院前一周开始呕吐加剧，随食随吐，呕恶吞酸，伴头晕、胸胁胀满，口苦便

结，下腹坠痛，舌质红、苔薄黄，脉弦滑。尿酮阳性。此乃孕后阴血
骤虚，肝气横逆，夹冲气上逆犯胃，胃失和降所致。治以抑肝和胃、
降逆止呕，佐以安胎。方用加味温胆汤加川黄连（冲）3g、白芍 10g、
莲房 2 枚。嘱少量温服，并鼓励其少量进餐。服用 2 剂后呕吐减轻，
能少量进食，大便仍结，故于原方加入润子丸 6g，续服 2 剂。三诊：
呕吐已止，大便得润，尿酮检查已转阴性，唯感肢倦乏力，面色欠华，
遂补益气血为主，调理数剂而愈。[苑小平. 加味温胆汤治疗重症妊娠恶阻
32 例. 浙江中医杂志，2002，37（9）：381.]

胞阻总括

【原文】　　　妊娠腹痛名胞阻，须审心腹少腹间。

　　　　　　　　伤食心胃胎腰腹，少腹胞寒水尿难。

〖注〗孕妇腹痛，名为胞阻。须审其痛，或上在心腹之间者，多属食滞作痛；
或下在腰腹之间者，多属胎气不安作痛；若在少腹之间者，则必因胞血受寒，
或停水尿难作痛也。

【提要】概述了根据疼痛部位辨别妊娠腹痛的相关病因病机。

【白话文】

　　妊娠腹痛，又称之为胞阻。须审察其疼痛的部位，如疼痛在心腹
之间，多因饮食停滞而致腹痛；若疼痛在腰腹之间，多因胎气不安而
致疼痛；若疼痛在少腹部，则多是因胞宫受寒，或者水湿停滞小便不
通而致疼痛。

胞阻证治

加味平胃散　延胡四物汤

【原文】　　心胃痛多伤食滞，苍朴陈甘果枳曲。

便秘加军倍甘草，胎动延胡四物宜。

〖注〗孕妇心胃作痛者，多因伤食停滞。宜平胃散即陈皮、厚朴、苍术、甘草也，加草果、枳壳、神曲以消之。若更大便秘结，日久则加硝、黄以攻之，然必倍甘草以缓其峻性，庶不伤胎。

若腰腹作痛，胎动下血，则当用四物汤，君以延胡，以定痛而保胎也。

四物汤方见首卷

【提要】概述了用加味平胃散和延胡四物汤治疗孕妇心胃作痛的证治。

【白话文】

孕妇心胃部作痛者，多因饮食停滞。宜用平胃散（即陈皮、厚朴、苍术、甘草）加草果、枳壳、神曲以消食化积。若伴大便秘结，日久则加朴硝、大黄以攻之，然须予两倍甘草以缓解药物的峻烈之性，防止伤胎。

若腰腹疼，胎动下血，则应该用延胡四物汤，以延胡索为君药，以止痛而安胎。

加味胶艾四物汤　蜜硝汤

【原文】　　腰腹痛甚防胎堕，胶艾四物杜酒葱。

外邪宜加羌独活，内热便秘蜜硝攻。

〖注〗胞蒂系于腰，凡腹腰痛者，须防胎堕。宜用胶艾四物汤加杜仲、大豆淋酒、葱白以定痛而保胎；若因外感风寒之邪，则加羌活、独活以散之。

若内热、大小便闭者，则用蜂蜜、芒硝煎汤以攻之。经曰"有故无殒"是也。

胶艾四物汤方见首卷

【提要】概述了用加味胶艾四物汤和蜜硝汤治疗孕妇胎动不安作痛的证治。

【白话文】

妊娠与腰肾密切相关，但凡出现腰腹痛者，须防止堕胎，即流产。宜用胶艾四物汤加杜仲、大豆淋酒、葱白，以定痛而保胎；若因外感风寒之邪，则加羌活、独活以散寒。

若内热、大小便闭者，则用蜂蜜、芒硝煎汤以攻之。《内经》曰"有故无殒"，就是指孕期患病，只要是针对病因的治疗，即使用峻药治疗也不会导致堕胎。

加味芎归饮　导赤散　五苓散

【原文】　　胞血受寒少腹疼，参吴胶艾草归芎。

尿涩热甚导赤散，木通生地甘草灵。

水盛阳虚五苓效，术泽肉桂茯猪苓。

〖注〗少腹作痛者，乃胞中之血受寒也。宜加味芎归饮温之，其方即人参、吴茱萸、阿胶、蕲艾、炙甘草、当归、川芎也。

若因尿涩而痛，则是膀胱水病热甚，则以导赤散清利之，其方即生地、木通、甘草也。

若水盛阳虚不化，则以五苓散渗利之，其方即茯苓、白术、泽泻、猪苓、肉桂也。

【提要】概述了用加味芎归饮、导赤散和五苓散治疗孕妇少腹作痛的证治。

【白话文】

妊娠期少腹作痛，多是胞宫受寒，宜用加味芎归饮温经散寒，其方即人参、吴茱萸、阿胶、蕲艾、炙甘草、当归、川芎。

若因尿涩而痛，则是膀胱水病热甚，则以导赤散清热利水，其方即生地、木通、甘草。

若水盛阳虚不化，则以五苓散利水渗湿、温阳化气，其方即茯苓、白术、泽泻、猪苓、肉桂。

子肿子气子满脆脚皱脚总括

【原文】　　　头面四肢肿子肿，自膝至足子气名。

　　　　　　　肿胀喘满曰子满，但脚肿者脆皱称。

〔注〕头面遍身浮肿，小水短少者，属水气为病，故名曰子肿。自膝至足肿，小水长者，属湿气为病，故名曰子气。遍身俱肿，腹胀而喘，在六七个月时者，名曰子满。但两脚肿而肤厚者，属湿，名曰皱脚；皮薄者，属水，名曰脆脚。

大凡水之为病多喘促，气之为病多胀满。喘促属肺，胀满属脾也。以其人素有水气湿邪，故受孕有肿满之证。儿未成形，被水浸渍，其胎每致损坏。成形尚可调治，故在五六月后有是证者，多有生育者也。

【提要】概述了孕妇子肿、子气、子满、脆脚和皱脚的相关病因病机。

【白话文】

孕妇头面及全身皆肿，小便短少，多是水气内停，称之为子肿。自膝关节至脚肿，小便清长者，多属湿气内停，又称之为子气。妊娠至六七个月时出现遍身俱肿，伴胸膈脘腹胀满，甚至喘不得卧，称之为子满。只有双脚肿胀，皮厚而色不变，属湿，又称之为皱脚；两脚肿，皮薄光亮，又称之为脆脚。

病在水则多表现为喘促；病在无形之气，多表现为胀满。喘促病位在肺，胀满病位在脾。若妇人素体脾虚，水湿停滞，则孕后易出现肿满之证。胎儿尚未成形，却被水湿浸渍，易损伤胎元。胎儿成形后仍可以辨证施治，但在妊娠5～6个月后出现上述症状，多容易早产。

子肿子气子满脆脚皱脚证治

茯苓导水汤

【原文】　　妊娠肿满与子气，水气湿邪脾肺间。

水气浸胎喘难卧，湿气伤胎胀难堪。

均宜茯苓导水治，香瓜槟腹四苓攒。

桑砂苏陈胀加枳，腿脚防己喘葶添。

〖注〗妊娠水肿胀满、子气、皱脚、脆脚等证，皆由水气湿邪，伤于脾肺为病也。若水气盛而浸胎，则必喘而难卧；若湿气盛而伤胎，则胀满难堪。皆宜用茯苓导水汤治之，方用木香、木瓜、槟榔、大腹皮、白术、茯苓、猪苓、泽泻、桑皮、砂仁、苏叶、陈皮，以和脾肺而利水湿。胀甚者，加枳壳以破结；腿脚肿者，加防己以利下；湿喘者，加苦葶苈以泄上水也。

【提要】概述了用茯苓导水汤治疗妇女妊娠水肿胀满、子气、脆脚、皱脚等证的相关证治。

【白话文】

妊娠水肿胀满、子气、皱脚、脆脚等证，皆由水湿停聚，损伤脾肺而致。若水气无制，浸渍胞胎，必出现喘满不得卧；若湿气停滞而伤及胎元，则多表现为胸膈胀满难忍。二者皆宜用茯苓导水汤治之，方用木香、木瓜、槟榔、大腹皮、白术、茯苓、猪苓、泽泻、桑白皮、砂仁、紫苏叶、陈皮，以理气行滞、利水除湿。胀甚者，加枳壳以破结行气；腿脚肿者，加防己以利下水湿；湿喘者，加苦葶苈以泻肺平喘。

【医案助读】

李某某，女，29岁。初诊：1964年1月28日。26岁结婚，婚后6个多月早产1次。现第二胎怀孕7个多月。从第四个月起，周身出现肿胀，腹部尤甚，先后延医数人，内服40余剂中药，未见好转。现腹胀异常，四肢均有浮肿，自觉气短心悸，饮食少进，腰痛腿沉，白带甚多，行走困难来诊。

西医妇科检查：下肢明显凹陷性水肿，血压160/100mmHg，小便化验蛋白（++++）、颗粒管型1~2，腹围104cm。胎儿触诊不清，胎心闻之遥远。X线所见：视见胎儿，未见畸形及多胎。考虑为妊娠中毒症。介绍某产院治疗，确诊羊水过多、妊娠中毒症，经降压利尿对症治疗，血压恢复正常，尿量不多，饮食尚少，腹大如前。

中医四诊所见：面色黄白，表情苦闷，神态倦息，言语清晰，呼吸微促；四肢浮肿，腹部特大，唇淡，舌质淡红、舌苔白滑，脉弦滑无力。诊断为子满。病因主要是脾虚不能利水，以致水气流溢于外而成本证。治宜培土利水，养血和气。方用茯苓导水汤加减：茯苓 15g，白术 15g，猪苓 15g，泽泻 5g，槟榔片 5g，砂仁 7.5g，木香 3.5g，陈皮 10g，大腹皮 15g，紫苏梗 10g，当归 10g，白芍 7.5g。

二诊：1 月 31 日。服药后胸脘略适，饮食稍增，尿量略多；但仍伴有胸闷恶心，气短心悸。守前方之意加远志 10g，竹茹 10g。再进 2 剂。

三诊：2 月 3 日。服药后胸腹渐觉宽舒，不甚憋闷，气短好转，恶心已除，饮食转佳，四肢浮肿显消；尚余心悸气短，周身无力。乃水气侵胎，湿邪凌扰心肺之故也。原方去竹茹加黄芪 30g。

四诊：2 月 6 日。诸症悉减，腹部宽舒，四肢浮肿基本消失，气短转轻，食寝均佳；仍存腰部酸痛，腹部尚有坠感。原方加杜仲 15g，乌药 10g。再进 3 剂。

五诊：2 月 9 日。腹胀腰痛剧减，行走已觉轻快。原方不变，再服 4 剂。

六诊：2 月 15 日。诸症基本痊愈，肿胀痛减，惟体质较弱，偶尔腰腹稍有不适。改用当归散易为汤剂养血安胎，以善其后。

随访记录：胎儿足月分娩，病人身体健康。[杨景凯，王亚俊. 茯苓导水汤治子满症. 新中医，1979，（3）：30.]

子烦证治

知母饮

【原文】　　　孕妇时烦名子烦，胎热乘心知母痊。

　　　　　　　子芩知麦苓芪草，犀热参虚膏渴煎。

〔注〕孕妇别无他证，惟时时心烦者，名曰子烦，由胎中郁热上乘于心也。宜用知母饮，即子芩、知母、麦冬、茯苓、黄芪、甘草。热甚者加犀角，气虚加人参，口渴加石膏煎服。

【提要】概述了孕妇子烦的相关病因病机及证治。

【白话文】

　孕妇无其他不适，惟自觉时有心烦气躁，称之为子烦，是因胎中郁火上炎乘心所致。宜用知母饮以清热养阴除烦，即黄芩、知母、麦冬、茯苓、黄芪、甘草。热甚者加犀角，气虚加人参，口渴加石膏煎服。

子悬胎上逼心证治

紫苏饮

【原文】　　　胸膈胀满子悬名，喘甚由胎上逼心。

　　　　　　　紫苏饮用归芎芍，陈腹苏甘虚入参。

〔注〕孕妇胸膈胀满，名曰子悬。更加喘甚者，名曰胎上逼心。俱宜紫苏饮，即当归、川芎、白芍、陈皮、大腹皮、苏梗叶、甘草。虚者加人参煎服。

【提要】概述了用紫苏饮治疗孕妇子悬的证治。

【白话文】

孕妇胸膈胀满，称之为子悬。若伴喘甚，称之为胎上逼心。俱宜用紫苏饮，即当归、川芎、白芍、陈皮、大腹皮、紫苏梗叶、甘草。体质虚者加人参煎服。

子痫证治

羚羊角散　钩藤汤

【原文】　　暴仆抽搐不识人，须臾自醒子痫名。

羚羊角散防独杏，五加枣草薏苡仁。

茯苓木香羚羊角，抽搐钩藤汤寄生。

人参茯神归桔梗，口歪肢废中风成。

〖注〗孕妇忽然颠仆抽搐，不省人事，须臾自醒，少顷复如好人，谓之子痫。乃肝、心二经风热所致。宜用羚羊角散，即防风、独活、杏仁、酸枣仁、五加皮、甘草、薏苡仁、茯苓、木香、羚羊角也。抽搐甚者用钩藤汤，乃钩藤、桑寄生、人参、茯神、当归、桔梗也。若口眼歪斜，半身不遂，则已成中风废证，当参风门治之。

【提要】概述了用羚羊角散和钩藤汤治疗孕妇子痫的证治。

【白话文】

孕妇忽然颠仆抽搐，不省人事，过一会自然苏醒，过一阵子又如正常人，称之为子痫，是风热之邪犯肝、心二经所致。宜用羚羊角散，即防风、独活、杏仁、酸枣仁、五加皮、甘草、薏苡仁、茯苓、木香、羚羊角以养阴清热、平肝息风。抽搐明显者用钩藤汤，即钩藤、桑寄生、人参、茯神、当归、桔梗。若出现口眼歪斜，半身不遂，则已成中风之证，应当参照前面风门里所述治疗。

子嗽证治

枳桔二陈汤　桔梗汤

【原文】　　　妊娠咳嗽名子嗽，阴虚痰饮感风寒。

痰饮二陈加枳桔，风寒桔梗汤可安。

紫苏桔梗麻桑杏，赤苓天冬合贝前。

久嗽阴虚宜清润，麦味地黄汤自瘥。

〔注〕妊娠咳嗽，谓之子嗽，嗽久每致伤胎。有阴虚火动、痰饮上逆，有感冒风寒之不同。因痰饮者，用二陈汤加枳壳、桔梗治之；因感冒风寒者，用桔梗汤，即紫苏叶、桔梗、麻黄、桑白皮、杏仁、赤茯苓、天冬、百合、川贝母、前胡也。若久嗽，属阴虚，宜滋阴润肺以清润之，用麦味地黄汤治之。

六味地黄汤方见首卷

【提要】概述了孕妇子嗽的辨证论治。

【白话文】

妊娠期间咳嗽不已，称为"子嗽"，咳嗽日久必然会损伤胎气。子嗽的病因有阴虚火旺、痰饮上逆、风寒犯肺的不同。由于痰饮停滞，上犯于肺而致的咳嗽，宜用二陈汤即陈皮、半夏、茯苓、甘草，加枳壳、桔梗治疗；由于外感风寒者，用桔梗汤，即紫苏叶、桔梗、麻黄、桑白皮、杏仁、赤茯苓、天冬、百合、川贝母、前胡。若久咳不止，属阴虚，宜滋阴清热、养阴润肺，用麦味地黄汤治疗。

转胞证治

举胎四物汤　阿胶五苓散

【原文】　　　饮食如常烦不卧，不得小便转胞称。

举胎救急丹溪法，四物升麻参术陈。

服后探吐吐再服，不应阿胶入五苓。

〖注〗妊娠胎压，胞系了戾不得小便，饮食如常，心烦不得卧者，名曰转胞。宜用丹溪举胎法：令稳婆香油涂手举胎起，则尿自出，以暂救其急。然后以四物汤加升麻、人参、白术、陈皮煎服。服后以指探吐，吐后再服再吐，如此三四次，则胎举小便利矣。如不应，则是有饮，用五苓散加阿胶以清利之。

四物汤方见首卷

【提要】概述了孕妇转胞的辨证论治。

【白话文】

妊娠期间，小便不通，甚至小腹胀急疼痛，心烦不得卧，称为转胞。治疗宜用丹溪的举胎法，让产婆用香油涂手把子宫往上托起，则小便可自行排出，以解燃眉之急；然后再以四物汤加升麻、人参、白术、陈皮煎服；服后以手指催吐，吐后再服再吐，如此三四次，则胎举小便利。如果效果不好，则是有水饮内停，用五苓散加阿胶以清利水湿。

子淋证治

加味五淋散

【原文】　　　子淋频浊窘涩疼，五淋栀苓归芍芩。

　　　　　　　甘草再加生地泽，车前滑石木通寻。

〖注〗孕妇小便频数窘涩，点滴疼痛，名曰子淋。宜五淋散即黑栀、赤茯苓、当归、白芍、黄芩、甘草，加生地、泽泻、车前子、滑石、木通，以清热而利水，则小便自通矣。

【提要】概述了用加味五淋散治疗孕妇子淋的证治。

【白话文】

妊娠期间，尿频、尿急、淋沥涩痛者，称为子淋。宜用五淋散即黑栀子、赤茯苓、当归、白芍、黄芩、甘草，加生地、泽泻、车前子、滑石、木通，以清热而利水，则小便可自行排出。

激经胎漏尿血总括

【原文】　　　妊娠经来名激经，胎漏下血腹不疼。

　　　　　　　若是伤胎腹必痛，尿血漏血要分明。

〖注〗妇人受孕之后，仍复行经者，名曰激经，为血有余。若孕妇无故下血，或下黄汁豆汁而腹不痛者，谓之胎漏。若其胎已伤而下血者，其腹必疼。孕妇又有尿血一证，腹亦不痛，然与胎漏之证又不同。盖尿血处于溺孔，漏血出自人门。三者俱下血而各不同治者，不可不详辨也。

【提要】概述了激经、胎漏和尿血的区别。

【白话文】

女子怀孕以后，月经仍按时来潮，对孕妇、胎儿并无明显影响者，称之为激经，多是机体气血有余所致。若孕妇无明显诱因阴道流血，或者阴道有黄褐色分泌物而无明显腹痛者，称为胎漏。若胎元已受损而伴阴道出血者，必兼有小腹胀痛。孕妇也可能尿血，尿血一般不伴腹痛，跟胎漏的下血有所不同。尿血来自尿道，漏血来自于阴道。激经、胎漏、尿血都有出血的表现，治疗方法也不同，临床上要详细辨证施治。

激经胎漏尿血证治

阿胶汤　黄芪汤　银苎汤　加味四物汤

【原文】　　　激经无病不须治，子大能食经自停。

胎漏下血多因热，四物阿胶栀侧芩。

或下黄汁豆汁样，黄芪糯米苎根银。

若是尿血膀胱热，四物血余共茅根。

〖注〗激经无他证相兼者，不须用药，其胎壮子大能食，其血而经自停。

若胎漏下血，多属血热，宜用阿胶汤清之，其方即四物汤加阿胶、黑栀、侧柏、黄芩也。或漏下黄汁，或如豆汁甚多者，其胎干枯必倚而堕，宜用黄芪汤，即黄芪二两、糯米一合煎服；或银苎酒，即苎麻根、纹银煎酒服。

若尿血，则是膀胱血热，宜四物汤加血余、白茅根以凉之。

四物汤 方见首卷

【提要】概述了激经、胎漏和尿血的证治。

【白话文】

若孕妇出现激经而无其他症状，不需用药治疗，随着胚胎的增长这种现象自然会消失。

若胎漏下血，多是血热破血妄行所致，宜用阿胶汤清热安胎，其方即四物汤加阿胶、黑栀子、侧柏叶、黄芩。若漏下不止，则必损伤胎元而致流产，宜用黄芪汤，即黄芪二两、糯米一合煎服；或银苎酒，即苎麻根、纹银煎酒服。

若是尿血，多是膀胱湿热所致，宜四物汤加血余、白茅根以清热凉血。

胎不安小产堕胎总括

【原文】　　气血充实胎自安，冲任虚弱损胎原。

暴怒房劳伤肝肾，疾病相干跌仆颠。

五月成形名小产，未成形象堕胎言。

无故至期数小产，须慎胎为欲火煎。

〖注〗孕妇气血充足，形体壮实，则胎气安固；若冲、任二经虚损，则胎不成实。或因暴怒伤肝、房劳伤肾，则胎气不固，易致不安；或受孕之后，患生他疾，干犯胎气，致胎不安者亦有之；或因跌仆筑磕，从高坠下，以致伤胎、堕胎者亦有之。然小产、堕胎，亦自有别。五七月已成形象者，名为小产；三月未成形象者，谓之堕胎。以上小产、堕胎皆出有因。若怀胎三、五、七月，无故而胎自堕，至下次怀孕亦复如是，数数堕胎，则谓之滑胎。多因房劳太过，欲火煎熬，其胎因而不安，不可不慎者也。

【提要】概述了胎动不安、小产和堕胎的相关病因病机。

【白话文】

孕妇气血充足，形体壮实，则胎气安稳健固；若冲、任二经受损，则胎元不固。或因暴怒伤肝、房劳伤肾，则胎气不固，容易致胎动不安；或因受孕之后，有其他疾病，干犯胎气，致胎动不安；或因跌仆摔跤，从高坠下，以致伤胎、堕胎。小产和堕胎，是有区别的。5～7 个月胎儿已成形而自然殒堕，称为小产；妊娠 3 个月之内胎儿未成形自然殒堕，谓之堕胎。以上小产、堕胎都有其原因的。若堕胎或小产连续发生 3 次或 3 次以上，则称之滑胎。多因房劳太过，欲火煎熬，而致胎动不安，应谨慎对待。

胎不安小产堕胎证治

加味圣愈汤　加味佛手散　十圣散　芎䓖汤　益母丸

【原文】　胎伤腹痛血未下，圣愈汤加杜续砂。

下血腹痛佛手散，胶艾杜续术芩加。

十全续缩减芩桂，因病伤胎十圣夸。

跌仆芎䓖调益母，怒劳逍遥地黄桂。

【注】妊娠胎伤，若腹痛不下血者，宜用圣愈汤加杜仲、续断、砂仁安之。若下血腹痛者，宜用佛手散加阿胶、蕲艾、杜仲、续断、白术、条芩安之。

若因母病，以致伤胎欲堕者，宜十圣散，即十全大补汤减茯苓、肉桂，加续断、砂仁。

若因跌仆筑磕，伤胎欲堕者，以芎劳汤调益母丸服之。芎劳汤即川芎、当归也。

若暴怒、房劳伤肝肾，以致胎动不安者，宜逍遥散、地黄汤治之。

圣愈汤　佛手散　逍遥散　地黄汤方俱见首卷

【提要】概述了孕妇妊娠胎不安、小产、堕胎的相关病因病机及辨证论治。

【白话文】

妊娠期间胎元受损，若出现腹痛而无阴道流血者，宜用圣愈汤加杜仲、续断、砂仁以安胎。

若阴道出血伴腹痛者，宜用佛手散加阿胶、蕲艾、杜仲、续断、白术、条芩以止血固冲安胎。

若因母体素虚，以致伤胎欲堕者，宜十圣散，即十全大补汤减茯苓、肉桂，加续断、砂仁。

若因跌仆不慎，伤胎欲堕者，以芎劳汤调益母丸服之。芎劳汤即川芎、当归也。

若暴怒、房劳伤肝肾，以致胎动不安者，宜用逍遥散、地黄汤治之。

堕胎下血不止血瘀不出证治

独参汤　回生丹

【原文】　　堕胎暴下血不止，面黄唇白独参汤。

恶血不出凝胀痛，回生益母酌相当。

〖注〗妊娠堕胎后血暴下不止，面黄唇白者，名脱荣。宜用独参汤峻补其气，以生其血，所谓无形能生有形也。

若恶血瘀滞不行，腹胁胀痛者，宜于回生丹、益母丸，酌其虚实缓急相当而用之。

回生丹见产后汇方

【提要】概述了用独参汤和回生丹等治疗孕妇堕胎下血不止及血瘀不出的证治。

【白话文】

妊娠期间堕胎后阴道流血量多不止，面色萎黄，口唇苍白者，称为脱荣。宜用独参汤以峻补其气，以化生其血。

若瘀血停滞不行，伴腹胁胀痛者，宜以回生丹、益母丸，根据孕妇虚实缓急而酌情用之。

子死腹中总括

【原文】　　　　子死腹中须急下，舌青腹痛冷如冰。

时久口中秽气出，寒热峻缓详斟平。

〖注〗凡一应伤胎，子死腹中者，须当急下，勿使上奔心胸。然必验其舌青面赤，肚腹胀大，腹冷如冰，久之口中有秽气出，方可议下。然犹必审其人之虚实寒热，或宜寒下、热下、峻下、缓下，随其宜而施之。

【提要】概述了胎死腹中应急下胎益母的治疗方法。

【白话文】

凡胎死腹中，不管是何原因所致，都应紧急下胎益母。孕妇多表现为舌青面赤，肚腹胀大，腹冷如冰，胎死腹中时间较久则出现口中有臭秽味。但在治疗的时候一定要辨清虚实寒热，根据病人情况宜寒下、热下、峻下、缓下等，随证治之。

子死腹中证治

佛手散　平胃散加芒硝方

【原文】　下胎缓剂佛手散，峻剂平胃加芒硝。

宜热宜寒须细审，产妇虚实莫溷淆。

〖注〗孕妇子死腹中宜下者，缓下用佛手散，峻下用平胃散加芒硝。或宜寒下，或宜热下，须细细详审而投之。盖以产母之虚实，或缓或峻，不可溷淆轻率以致误也。

佛手散方见首卷

【提要】概述了用佛手散和平胃散加芒硝方治疗孕妇子死腹中的证治。

【白话文】

胎死腹中宜下胎者，缓下可用佛手散，峻下用平胃散加芒硝。根据孕妇情况，或宜寒下，或宜热下，都须详细辨证施治。虚实寒热，需峻下还是缓下，都应仔细辨明，不可随意混淆而贻误病情。

辨子母存亡

【原文】　妊娠一切垂危候，母子存亡可预推。

面赤舌青必子死，面青舌赤母命危。

面舌俱青口吐沫，子母俱亡二命亏。

【注】凡妊娠一切凶危之候，欲知母子存亡者，当于孕妇面、舌之色定之。若面赤舌青，则其子必死；面青舌赤，则其母必亡；若面舌二色俱见青色，口角两边流涎沫者，则子母二命俱不能保也。

【提要】概述了如何通过面舌二色辨别母子存亡的方法。

【白话文】

凡妊娠期间的一切凶险之候，判断母子的存亡，可根据孕妇的面、舌来判断。若孕妇面赤舌青，则胎儿必死；若孕妇面青舌赤，则孕妇之命必亡；若面舌二色俱见青色，口角两边流涎沫者，则母子二命都不能保住。

胎兼癥瘕

【原文】　　　　妊娠有病当攻下，衰其大半而止之。

经云有故而无殒，与病适当又何疑。

〖注〗凡孕妇素有癥瘕旧疾，或有新病应攻下者，但攻其大半，余俟其自消，不可尽攻。经云：有故无殒。言药虽峻，有病则病受之，不能伤胎也。攻其大半，与病相当，又何疑于有妊必不可攻之说耶！

【提要】概述了孕妇素有癥瘕或有新病应攻下时是可以用攻下之药的。

【白话文】

孕妇素有癥瘕，或者有其他疾病须攻下者，应攻其大半，其余待其自然恢复，不可攻伐太过。《内经》云："有故无殒。"虽然药性峻猛，若有病根则可治病，不会伤胎。攻其大半病邪，身体恢复得差不多就可停止用药，这说明妊娠期间不可以用攻下之药是不正确的。

胎不长证治

八珍汤　六君子汤

【原文】　　胎萎不长失滋养，气血不足宜八珍。

　　　　　　脾胃虚弱六君子，谷化精微气血生。

〔注〕妊娠五六个月，胎萎不长，由于妊母禀赋虚弱。若属气血两虚者宜用八珍汤；若脾胃虚弱者，宜用六君子汤。但使饮食强壮，俾水谷运化精微，则气血日生而胎自长矣！

八珍汤　六君子汤方俱见首卷

【提要】概述了用八珍汤和六君子汤治疗孕妇胎萎不长的证治。

【白话文】

妊娠五六个月，胎萎不长，是由于孕妇先天禀赋不足，素体虚弱。若属气血两虚者宜用八珍汤；若脾胃虚弱者，宜用六君子汤。只要使孕妇食欲改善，则水谷运化精微，气血渐长而胎儿自然会生长。

子喑证治

【原文】　　子喑声哑细无音，非谓绝然无语声。

　　　　　　九月胎盛阻其脉，分娩之后自然通。

〔注〕妊娠九月，孕妇声音细哑不响，谓之子喑。非似子哑绝然无语也。盖

少阴之脉络于舌本，九月肾脉养胎，至其时胎盛阻遏其脉，不能上至舌本，故声音细哑。待分娩之后，肾脉上通，其音自出矣。

【提要】概述了孕妇子喑的相关病因病机。

【白话文】

妊娠 9 个月，孕妇声音嘶哑，音浊不扬，称之为子喑。子喑并不是像子哑一样完全无法发声。多是因为少阴之脉络于舌本，孕 9 个月时肾脉阴血下聚养胎，使肺肾阴虚，津液不能上荣至舌本，而致声音细哑。待分娩之后，肾脉上通，声音自然能恢复。

子啼腹内钟鸣证治

【原文】　　　腹内钟鸣与儿哭，子啼之证出偶然。

空房鼠穴土能治，黄连煎汤亦可捐。

〔注〕孕妇腹内有钟声，或婴儿在内啼哭者，名曰子啼。古书虽载其证，然不经见，或偶然有之。古方用空房中鼠穴土，同川黄连煎汤，名黄连煎，饮之自愈。

【提要】概述了孕妇子啼、腹内钟鸣的相关证治。

【白话文】

孕妇腹中有钟声，或婴儿在内啼哭者，称为子啼。古书虽有记载，但不常见，偶尔有之。古方用空房中鼠穴土，同川黄连煎汤，名黄连煎，饮之则可自愈。

脏躁证治

甘麦大枣汤

【原文】　　　脏躁无故自悲伤，象若神灵大枣汤。

　　　　　　　甘草小麦与大枣，方出《金匮》效非常。

〖注〗孕妇无故时时伤悲哀痛，象若神灵凭依者，名曰脏躁。宜用《金匮》甘麦大枣汤服之，其方即甘草、小麦、大枣三味，煎服，其效非常也。

【提要】概述了用甘麦大枣汤治疗孕妇脏躁的证治。

【白话文】

　　孕妇精神忧郁，烦躁不宁，无故悲泣，哭笑无常，喜怒无定，像被鬼神附体，称为脏躁。宜用《金匮要略》甘麦大枣汤，即甘草、小麦、大枣三味，煎服，疗效显著。

【医案助读】

　　李某某，女，42岁。病人近3个月来每次睡前自觉胸闷难受，而不自主大声嚎叫哭泣3~5分钟。胸闷气促，心烦不寐，食欲不振，口苦，情绪抑郁；大便干燥，小便正常；月经前后不定，量一般，偶有小血块，少腹微胀，白带少许；舌红苔薄，脉弦。经中西药治疗无效前来就诊。脉症合参，系心肺阴虚内热，扰乱神明；治拟益心肺清心火，佐以安神。处方：百合15g，生地12g，甘草10g，淮小麦30g，红枣15g，川黄连3g，生枣仁10g，丹参15g，夜交藤15g，郁金10g，葶苈子10g，生大黄5g。

　　二诊：服上方3剂，嚎叫哭泣有减，大便通畅。照上方去大黄，加龙骨 30g。守方再进 3 剂，嚎叫哭泣声基本控制，口苦胸闷有减，夜寐亦可。照上方去川黄连，加茯苓 10g。再进 5 剂后，用丹栀逍遥散 2 瓶调理而收功。随访 4 个月，一切正常。[戴锦成. 百合地黄汤合甘麦大枣汤治疗精神疾病经验举隅. 中医杂志，1993，34（5）：273-274.]

鬼胎总括

【原文】　　　　邪思情感鬼胎生，腹大如同怀子形。

　　　　　　　　岂缘鬼神能交接，自身血气结而成。

〖注〗鬼胎者，因其人思想不遂，情志相感，自身气血凝结而成，其腹渐大如怀子形状。古云实有鬼神交接，其说似属无据。妇人石瘕、肠覃二证亦俱如怀孕之状，由气血凝结而成，则可知其必无是理矣！

【提要】概述了形成鬼胎的相关病因病机。

【白话文】

鬼胎，是我们现代所说的葡萄胎，是指妊娠数月，腹部异常增大，隐隐作痛，阴道反复流血，或下水泡者。多因素体虚弱，情志不遂，七情郁结，气血不畅而致。古人有云是与鬼神交接所致，但无凭据，其实这是古人迷信的说法。妇人石瘕、肠覃这两种病证亦都可见其腹部怀孕之状，则可知前面的说法是没有道理的。

肠覃石瘕证治

香棱丸

【原文】　　肠覃石瘕气血分，寒客肠外客子门。

二证俱如怀子状，辨在经行经不行。

石瘕吴萸汤最效，肠覃香棱丸若神。

丁木茴香川楝子，青皮广茂与三棱。

〖注〗经云：寒气客于肠外，与卫气相搏，气不得荣，因有所系，瘕而内着，恶气乃起，瘜肉乃生。始如鸡卵，稍以益大如怀子状，按之则坚，推之则移，月事以时下。石瘕生于胞中，寒气客于子门，子门闭塞，气不得通，恶血当下不下，衃以留止，日以益大，状如怀子，月事不以时下。皆生于女子，可导而下。由经文观之，二证虽皆如怀子状，肠覃气病而血不病，故月事以时下；石瘕先气病而后血病，故月事不来也。石瘕宜吴茱萸汤。肠覃宜香棱丸，即木香、丁香、茴香、川楝子、青皮、广茂、三棱，醋煮面糊为丸也。

吴茱萸汤方见首卷

【提要】概述了用香棱丸等治疗肠覃、石瘕的证治。

【白话文】

《内经》云："寒气客于肠外，与卫气相搏，气不得荣，因有所系，瘕而内着，恶气乃起，瘜肉乃生。始如鸡卵，稍以益大如怀子状，按之则坚，推之则移，月事以时下。石瘕生于胞中，寒气客于子门，子门闭塞，气不得通，恶血当下不下，衃以留止，日以益大，状如怀子，月事不以时下。皆生于女子，可导而下。"由经文中认识到，肠覃、石瘕二证虽皆如腹大怀子状，但肠覃多为气病而血不病，故月事以时下；石瘕是先气病而后血病，故月事不来。

治疗上石瘕宜用吴茱萸汤；肠覃宜用香棱丸，即木香、丁香、茴香、川楝子、青皮、莪术、三棱，醋煮面糊为丸。

胎前母子盛衰

【原文】　　母盛子衰胎前病，母衰子盛产后殃。

　　　　　　子母平和无衰盛，坦然分娩不须忙。

〖注〗此言观孕妇与所怀之胎有盛衰之辨也。若娠母气血壮盛，而胎元弱者，胎前必多病；若孕妇衰弱而胎元壮实，则产后其母必多病；若子母俱和平无偏盛偏衰，则胎前产后均平安无疾，可坦然无忧也。

【提要】概述了如何辨别孕妇与所怀之胎的盛衰。

【白话文】

这里是说可以辨别孕妇与所怀之胎的盛衰。若孕妇气血壮盛而胎元弱，则妊娠期间必多病；若孕妇衰弱而胎元壮实，则产后胎母必多病；若子母俱平和无偏盛偏衰，则胎前产后均平安无疾，可坦然无忧。

【原文】　　胎前有余详不足，产后不足审有余。

　　　　　　产后惟多亏损病，胎前子母盛衰知。

〖注〗古云：胎前无不足，产后无有余。此言其常也。然胎前虽多有余之证，亦当详察其亦有不足之时；产后虽多不足之病，亦当详审其每夹有余之证也。

欲知产后常多亏损之故，于胎前子母盛衰求之，可预知也。

【提要】概述了妇女产后须结合妊娠期间子母盛衰的情况进行辨证治疗。

【白话文】

古人云：妊娠期间气血无不足，产后无有余。大部分人都如此。然胎前虽气血多有余，但详细诊察亦有不足之时；产后虽多气血不足之病，但也有有余之时。要了解产后常多亏损的原因，根据妊娠期间子母盛衰可以预知。

胎前门汇方

保生汤

人参　甘草_{各二钱半}　白术　香附子　乌药　橘红_{各五钱}

上锉，每服三钱。姜五片，煎服。

加味六君汤

人参　白术（土炒）　茯苓　陈皮　半夏（制）各一钱五分　甘草（炙）五分　藿香叶　枇杷叶（炙）各一钱　缩砂仁　枳壳（炒）各八分

上锉，加生姜煎服。

加味温胆汤

陈皮　半夏（制）　茯苓_{各一钱}　甘草（炙）五分　枳实　竹茹　黄芩_{各一钱}　黄连_{八分}　麦冬_{二钱}　芦根_{一钱}

上锉，姜、枣煎服。

加味平胃散

厚朴（姜汁炒）　苍术（米泔浸炒）　陈皮　甘草（炙）　人参各一钱

上为末，每服三钱，加姜煎服。

延胡四物汤

当归　川芎　白芍　熟地各七钱五分　延胡索（酒煮）二两

上锉，水煎服。

加味胶艾四物汤

当归　熟地　阿胶　白芍各二钱　杜仲一钱五分　川芎　蕲艾各八分

上加葱白三寸，大豆淋酒煎服。

蜜硝煎

蜂蜜　芒硝

上煎，溶化服。

加味芎归饮

川芎二钱　当归五钱　人参一钱　吴茱萸五分　阿胶二钱　蕲艾八分

甘草（炙）五分

上锉，水煎服。

导赤散

生地三钱　木通二钱　甘草梢一钱

灯心一团，煎服。

五苓散

白术（土炒）　茯苓　猪苓　泽泻各二钱半　桂三分

上锉，作一服，水煎服。

茯苓导水汤

茯苓　槟榔　猪苓　缩砂仁　木香　陈皮　泽泻　白术　木瓜　大腹皮　桑白皮　苏梗各等份

上加姜煎服。胀，加枳壳；喘，加苦葶苈子；腿脚肿，加防己。

知母饮

知母　麦冬各五钱　黄芪　子芩　赤茯苓各七钱五分

上㕮咀，每服四钱。水一盏，煎至七分，去滓入竹沥一合温服。

紫苏饮

当归　川芎　白芍各二两　陈皮　紫苏梗叶　大腹皮各一两　甘草（炙）五钱　人参（量虚实用）

上㕮咀，每服五钱。水二盏，生姜五片，煎至一盏，去滓服。日进二服。有热，加黄芩、竹茹；心烦，加羚羊角；有食，加神曲、山楂。

羚羊角散

羚羊角（镑）　独活　酸枣仁　五加皮　防风　薏苡仁　杏仁　当归（酒浸）　川芎　茯神（去木）各五分　甘草　木香各二分

上㕮咀，加生姜五片，水煎服。

钩藤汤

钩藤钩　当归　茯神　人参_{各一两}　苦桔梗_{一两五钱}　桑寄生_{五钱}

上为粗末，每服五六钱。水二盏，煎至一盏，去滓温服，无时。忌猪肉、菘菜。烦热，加石膏二两半；临产月，加桂心一两。

枳桔二陈汤

陈皮　半夏　茯苓_{各二钱}　甘草（炙）_{五分}　枳壳　桔梗_{各一钱}

上锉，姜煎服。

桔梗汤

天冬（去心）　赤茯苓_{各一钱}　桑白皮　桔梗　紫苏_{各五分}　麻黄（去节）_{三分}　贝母　人参　甘草（炙）_{各二分}

上锉，加生姜，水煎服。一方有杏仁无贝母。

麦味地黄汤

熟地_{四钱}　山萸肉_{二钱}　山药_{二钱}　泽泻　茯苓　丹皮_{各一钱五分}　麦冬_{二钱}　五味子_{十二粒}

上锉，水煎服。

举胎四物汤

当归　白芍　熟地　川芎　人参　白术_{各二钱}　陈皮　升麻_{各一钱}

上锉，水煎服。

五淋散

赤芍　山栀子_{各二钱}　赤茯苓_{一钱二分}　当归_{一钱}　子芩_{六分}　甘草
_{五分}

上水煎服。

阿胶汤

阿胶（炙燥）　熟地（焙）　艾叶（微炒）　芎劳　当归（切，焙）　杜
仲（去粗皮，炙，锉）　白术_{各一两}

上咬咀，每服四钱。水一盏半，枣三枚、擘破，同煎至八分，去
滓，食前温服。

黄芪汤

糯米_{一合}　黄芪_{二两}　川芎_{一两}

上细锉，水二大盏，煎至一盏，去渣，分温二服。一方无川芎。

银苎酒

苎麻根（锉）_{二两}　纹银_{五两}　清酒_{一盏}

上以水二大盏，煎至一大盏，去渣，分温二服。

十圣散

人参　黄芪　白术　熟地黄　砂仁_{各五分}　甘草（炙）　当归　川芎
白芍（炒）_{各一钱}　川续断_{八分}

上锉，水煎服。

独参汤

用好人参（二两或四两）

上水煎，徐徐服。

益母丸

益母草（五月五日或六月六日采之，阴干，忌铁器）

上一味，以石器碾为细末，炼蜜丸，弹子大。每用一丸，童便好酒各半，研化服之。

六味地黄丸

熟地黄（蒸晒九次）八两　山药（四两）　茯苓（乳拌）三两　山萸肉（酒浸）四两　丹皮（三两）　泽泻（三两）

炼蜜为丸，如梧桐子大，每服三钱。

桂附地黄丸

即六味地黄丸加肉桂、附子。

黄连煎

黄连

上一味煎汤，调空房中鼠穴内土服。

甘麦大枣汤

甘草（三两）　小麦（一升）　大枣（十枚）

上以水六升，煮取三升，温分三服。亦补脾气。

香棱丸

木香　丁香各半两　枳壳（麸炒）　三棱（酒浸一夕）　莪术（细锉，每一两用巴豆三十粒，去壳同炒，待巴豆色黄，去巴豆不用）　青皮（炙）　川楝子肉　茴香（炒）各等份

上为末，醋煮，面糊丸如桐子大，朱砂为衣。每服三十丸，姜、盐汤送下，或温酒下，无时。

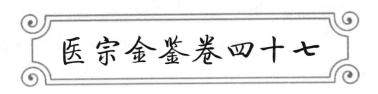

生育门

临　产

【原文】　妊娠临产要安详，腹内虽疼切莫慌。

　　　　　舒身仰卧容胎转，静待生时不用忙。

〖注〗妊娠月足临产，腹内如觉动转疼痛，须要安详，莫自慌乱。舒体仰卧，时时缓步，使儿身转正，静以待之至其生育之时，自然顺生，不用忙也。

【提要】概述了孕妇足月临产时如何保持安静祥和的方法。

【白话文】

　　孕妇足月临产，如感觉腹部有阵发性的疼痛，须保持安静祥和，切莫慌乱。舒展肢体，保持仰卧，时不时地慢走，可使胎位转正，安心等待发动，自然分娩，不必慌慌忙忙。

产　室

【原文】　产室寒温要适时，严寒酷热总非宜。

夏要清凉冬要暖，病者医人俱要知。

〖注〗产室之内，四时俱要寒温适中，若太热、太寒，均不相宜。夏月必须清凉，勿令炎热，致产母中暑晕迷。倘有其事，不妨少与凉水以解之。冬月必须温暖，勿令寒冷，以致血凝难产。当多备火炉，使产母腰背下身就火烘之。此临产之家及医人，皆当知之者也。

【提要】概述了产妇和医生都应该知道的一些产房常识。

【白话文】

产房里要保持温度适宜，若太热或太寒都不适合。夏天要保持清凉，不能太过炎热，太热容易导致产妇中暑昏迷。如果真的碰到这类情况，可以给产妇稍微喝点凉水以解暑热。冬天室内必须暖和一些，不可太过寒冷而致产妇瘀血凝滞而致难产。产房里要多备火炉，多烘烤产妇的腰背及下半身。这些常识是产妇和医生都应该知道的。

择收生婆

【原文】　　临产稳婆须预择，老成历练又精明。

　　　　　　无故莫教使手法，宽心宁耐待时生。

〖注〗临产之家必用收生婆，须预先择老成历练明白经事之人。无故切勿令其先使手法，如试水探浆等事，但嘱令宽心宁耐，以待生时可也。

【提要】概述了如何选择接生婆的方法。

【白话文】

产妇临盆前一定要提前选好接生婆，要选择能干老练之人。没有临产的征兆一定不要让产婆先施接生的手法，比如探查胞浆的情况，只需安心等待即可。

惊　生

【原文】　　　人语喧哗产母惊，心虚气怯号惊生。

急须止静休嘈杂，产母心安胎自宁。

〔注〕产房之内不可多人，人多则语声喧哗，产母之心必惊。惊则心虚气怯，至产时多致困乏，号曰惊生。有如此者，须急急摒出，只留服役一二人，使寂静而无嘈杂之声，则母心始安，安则其胎亦宁静矣。

【提要】概述了产房须保持安静，避免产妇受惊。

【白话文】

产房之内须保持安静，尽量减少陪护人员，人太多语声喧哗，则产母容易受惊。受惊则易心虚气怯，到生产时容易出现劳累乏力，称之为惊生。如果有这种情况，要立即请出产室内无关人员，只需留一两个服侍的人，使产室内安静而无嘈杂的声音，这样使产妇心安，则胎儿在腹内亦安静。

试胎弄胎

【原文】　　　月数未足腹中痛，痛定如常名试胎。

临月腹痛腰不痛，或作或止名弄胎。

二者均非正产候，但须宁静莫猜疑。

〔注〕妊娠八九个月时，或腹中痛，痛定仍然如常者，此名试胎，宜养血宜安其胎。若月数已足，腹痛或作或止，腰不痛者，此名弄胎，不宜轻动。二者皆非正产之时，切勿躁扰疑惑，惟宜宁静以待其时。

【提要】概述了如何处理孕妇出现试胎和弄胎的情况。

【白话文】

妊娠至八九个月时，偶尔感腹痛，但痛止后又恢复如常，这种情况称之为试胎，宜养血安胎。若已足月，腹痛时作时止，腰不痛者，称之为弄胎。弄胎和试胎均不是足月临产，切勿烦躁担忧，宜安静待产。

坐　草

【原文】　　坐草须知要及时，儿身未遂且迟迟。

　　　　　　若教产母用力早，逼胎不正悔难追。

〔注〕凡产妇坐草，最要及时，不可太早。若儿身未遂，宁可迟迟，宽心以待。倘坐草太早，非正产之时，妄使产母用力，往往逼胎不正，遂至横倒者有之，虽悔无及矣！

【提要】概述了产妇临盆要及时不可太早。

【白话文】

坐草，是临产的别称。产妇临盆，最要及时，不可过早。若未发动，则应耐心等待。倘若未到正产之时就提前待产，使产妇胡乱用力，往往会导致胎位不正，甚至胎儿横竖颠倒而难产，以致追悔莫及。

临　盆

【原文】　　　　儿身转顺顶当门，胞浆已破腹腰疼。

中指跳动谷道挺，临盆用力送儿生。

〖注〗凡儿之生自有其时，时至则儿身转顺，头顶正当产门，胞浆大来，腰重腹痛，谷道挺进，产母中指中节或本节跳动。此方为正产之时，方可临盆用力送儿，自顺生矣！

【提要】概述了产妇临盆时的一些症状。

【白话文】

胎儿的出生自有其时，时机到了则胎位胎身转顺，胎头入盆，羊水流出，腰部重着，腹部胀痛，肛门坠胀，产妇的中指指节跳动。出现这些症状的时候就是分娩之时，可以用力使胎儿娩出。

交骨不开

【原文】　　　　交骨不开须细审，或因不足或初胎。

总宜开骨通阴气，佛手龟甲妇发灰。

若因不足加参妙，一服能令骨立开。

〖注〗产妇交骨不开，有因气血不足者，有因初次胎产者，二者均宜用开骨散通其阴气。其方即佛手散加败龟甲，与生过子女妇人头发也。气血不足者加人参，服之可使骨立开。

【提要】概述了产妇交骨不开时的证治。

【白话文】

交骨指耻骨或骶尾关节。产妇耻骨不开而致难产，有因气血不足所致，也有因为是初产妇，都可以用开骨散以养阴益气，此方即佛手散加败龟甲及生过子女的妇人的头发。气虚不足的产妇可以加人参，服用后则耻骨立开。

盘肠生

【原文】　　盘肠未产肠先出，已产婴儿肠不收。

顶贴蓖麻服升补，肠干润以奶酥油。

〖注〗妊娠妇人有盘肠生者，临产之时其肠先拖出，及儿已产下，其肠有仍不收者。须以蓖麻仁捣烂贴于顶心，内服升补之剂，如补中益气汤或八珍、十全大补汤加升麻，以升补之，其肠自收矣。

补中益气汤　八珍汤　十全大补汤方俱见首卷

【提要】概述了产妇临产时直肠先脱出的处理方法。

【白话文】

产妇盘肠生是指临产时产妇直肠先脱出，到胎儿已经娩出，而直肠仍不回纳。可以用蓖麻仁捣烂贴敷于头顶，也可以内服补中益气的中药如补中益气汤，或八珍汤、十全大补汤加升麻，以补气升提，则直肠自可回纳。

难　产

【原文】　　难产之由不一端，胎前安逸过贪眠。

> 惊恐气怯用力早，胞破血壅血浆干。

〖注〗妊娠难产之由，非只一端。或胎前喜安逸不耐劳碌，或过贪眠睡，皆令气滞难产；或临床惊恐气怯，或用力太早，则产母困乏难产；或胞伤血出，血壅产络；或胞浆破早，浆血干枯，皆足以致难产。临证之工不可不审也。

【提要】概述了产妇难产的病因病机。

【白话文】

产妇妊娠难产的原因并非只有一方面，比如有的产妇产前喜欢安逸不喜劳动，或者过度贪喜睡觉，这些情况都会导致气滞不行而难产；也有些胆小的产妇临产时突受惊吓，或用力过早耗气，导致产妇气虚困乏而致难产；或者有的产妇伤胎出血，血瘀产络不行；或者羊水过早破裂流出，不能润滑产道，这些情况都会导致难产。遇到难产后，以上这些情况不可以不考虑。

产后门

胞衣不下证治

【原文】　　胞衣不下因初产，用力劳乏风冷凝。

下血过多产路涩，血入胞衣腹胀疼。

急服夺命没竭散，勿使冲心喘满生。

谕令稳婆随胎取，休惊产母莫教闻。

〖注〗产妇胞衣不下者，或因初产用力困乏，风冷相干致血瘀凝；或因下血过多，血枯产路干涩；或血入胞衣，胀满疼痛，皆能使胞衣不下。皆当急用夺命散，即没药、血竭二味为散也。免致上攻心胸，胀满喘急，为害不小。且宜谕令稳婆随胎取下，莫使产母闻之，恐被惊则愈难下矣。

【提要】概述了产妇胞衣不下时的处理方法。

【白话文】

产后胞衣不下（相当于现代的胎盘残留），有可能是因为产时用力太过以致劳累疲乏，宫缩乏力，又感受风邪、寒邪而致瘀血凝滞；或是因为产时失血过多，运化无力而致胞衣不得下；或者瘀血凝滞胞衣，而致小腹胀满疼痛，使胞衣不下。可以立即予夺命散口服，即没药、血竭两味药组成。否则产妇容易出现小腹胀满疼痛伴喘满气急。服药的同时应让产婆把胞衣取出，不要让产妇知道，避免使产妇恐慌而致胞衣更难下。

产门不闭证治

【原文】　　　产门不闭由不足，初产因伤必肿疼。

　　　　　　　不足十全大补治，甘草汤洗肿先平。

〖注〗凡产后玉门不闭者，多由气血不足所致。亦有因初产伤重者，必肿而疼也。气血不足者，用十全大补汤治之；因伤肿痛者，浓煎甘草汤洗之，其肿伤自平。

十全大补汤方见首卷

【提要】概述了妇女产后阴道口不闭合时的相关病因病机及辨证

论治。

【白话文】

产后阴道口不闭合，大多是因为气血不足而致。也有初产妇多因产伤裂伤，出现红肿疼痛。气血不足者，可以予十全大补汤以补益气血；因产伤而致外阴肿痛者，可予甘草汤浓煎熏洗患处以消肿，伤口会自行恢复。

血晕证治

清魂散

【原文】　　产后血晕恶露少，面唇色赤是停瘀。

恶露去多唇面白，乃属血脱不须疑。

虚用清魂荆芥穗，人参芎草泽兰随。

腹痛停瘀佛手散，醋漆熏法总相宜。

〖注〗产后血晕，有因恶露去少，内有停瘀上攻迷晕者，面唇必赤色；有因去血过多，血脱而晕者，面唇必色白。血弱者宜用清魂散，即荆芥穗、人参、川芎、甘草、泽兰叶也。若停瘀腹痛者，用佛手散。二者俱宜频烧干漆及用火烧铁钉淬醋，不时熏之。

佛手散方见首卷

【提要】概述了用清魂散等治疗妇女产后血晕的相关病因病机及辨证论治。

【白话文】

产后血晕，有的因为产后恶露涩少，瘀血内停而致气逆，上扰神明所致，面唇多青紫；有的因为产后失血过多，阴血暴脱而致血晕，面唇多苍白。气血虚弱者宜用清魂散治疗，即荆芥穗、人参、川芎、甘草、泽兰叶；若瘀血停滞而致的血晕，可用佛手散。二者都应频频烧干漆及用火烧铁钉淬醋，使时时熏之。

恶露不下证治

【原文】　　　恶露不下是何因，风冷气滞血瘀凝。

　　　　　　　若还不下因无血，面色黄白不胀疼。

　　　　　　　风冷血凝失笑散，去多圣愈补而行。

〔注〕产后恶露不下，有因风冷相干，气滞血凝而不行者，必腹中胀痛；有因产时去血太多，无血不行者，面色必黄白，腹必不疼，以此辨之。血凝者用失笑散逐而行之；无血者用圣愈汤补而行之。

失笑散　圣愈汤方俱见首卷

【提要】概述了妇女产后恶露不下的相关病因病机及辨证论治。

【白话文】

产后恶露不下，有的因为感受风邪、寒邪，气滞血瘀而使恶露不下，必出现小腹胀痛；有的因为产时失血过多，血枯无血而下，其面色必萎黄苍白，小腹没有明显疼痛，二者可以此鉴别。血瘀者用失笑散逐瘀止痛；血虚者用圣愈汤补血行血。

恶露不绝证治

【原文】　　　恶露不绝伤任冲，不固时时淋漓行。

或因虚损血不摄，或因瘀血腹中停。

审色污淡臭腥秽，虚补实攻要辨明。

虚用十全加胶续，瘀宜佛手补而行。

〖注〗产后恶露，乃裹儿污血，产时当随胎而下。若日久不断，时时淋漓者，或因冲任虚损，血不收摄；或因瘀血不尽，停留腹内，随化随行者。当审其血之色，或污浊不明，或浅淡不鲜，或臭、或腥、或秽，辨其为实、为虚而攻补之。虚宜十全大补汤加阿胶、续断，以补而固之；瘀宜佛手散，以补而行之。

十全大补汤　佛手散方俱见首卷

【提要】概述了妇女产后恶露不绝的相关病因病机及辨证论治。

【白话文】

产后恶露，是包裹胎儿的瘀血浊液，产时一般都会随胎儿而下。若恶露淋漓日久不止，有的因为冲任虚弱受损不固，血失统摄而致；有的因为瘀血停留，阻滞冲任，血不归经所致。要审察其恶露的颜色，或污浊不清，或色淡质稀，其气味或臭、或腥、或污秽。要辨明虚实继而决定是攻是补。虚证宜予十全大补汤加阿胶、续断，以补益摄血固冲；血瘀者宜用佛手散，以补血活血。

头疼证治

【原文】　　　产后头疼面黄白，无表无里血虚疼。

恶露不行兼腹痛，必因瘀血上攻冲。

逐瘀芎归汤最效，虚用八珍加蔓荆。

〔注〕产后头疼，若面色黄白，无寒热身痛之表证，又无便秘之里证，则是因产后去血过多，血虚头痛也；若恶露不行，兼腹痛者，乃属瘀血上攻之痛也。祛瘀以芎归汤；补虚以八珍汤加蔓荆子。

芎归汤　八珍汤方俱见首卷

【提要】概述了妇女产后头痛的相关病因病机及辨证论治。

【白话文】

产后头痛，若产妇面色萎黄皖白，没有寒热及身痛等外感表证，也没有便秘的里实表证，则多是因为产后失血过多、血虚不能上荣头目而致的头痛；如产妇恶露涩滞不行，伴有腹痛者，多是血瘀气逆上攻而致的头痛。活血祛瘀予以芎归汤；补虚宜用八珍汤加蔓荆子。

心胃痛证治

大岩蜜汤

【原文】　　心痛厥逆爪青白，寒凝大岩蜜温行。

四物去芎加独活，姜桂茱萸草远辛。

因食恶食多呕吐，曲麦香砂入二陈。

大便燥结小便赤，兼热饮冷玉烛攻。

〔注〕产后心胃痛，若四肢厥逆、爪甲青白，乃风冷寒凝，气血滞涩，宜用大岩蜜汤温以行之，即生地、当归、赤芍、独活、干姜、桂心、吴茱萸、甘草、

远志、细辛也。

若因饮食停滞，中脘作痛，必恶食呕吐，宜二陈汤加神曲、麦芽、木香、砂仁。

若大便结硬、小便赤涩、渴欲饮冷者，乃内有实热也，宜玉烛散攻之。

玉烛散方见首卷

二陈汤方见三卷

【提要】概述了妇女产后心胃痛的病因病机及辨证论治。

【白话文】

产后心胃痛，若伴四肢厥冷、手指和指甲青白，是因为风寒之邪凝滞，而致气血涩滞不行。宜用大岩蜜汤以温阳散寒、活血行瘀，方中即生地、当归、赤芍、独活、干姜、桂心、吴茱萸、甘草、远志、细辛。

若因饮食不化而致胃脘胀痛，必出现厌食、呕吐，宜用二陈汤加神曲、麦芽、木香、砂仁。

若产妇大便硬结、小便涩痛色赤、口渴欲饮冷水者，是体内有实热所致，宜用玉烛散攻之。

腹痛证治

香桂散

【原文】　　　去血过多血虚痛，去少壅瘀有余疼。

伤食恶食多胀闷，寒入胞中见冷形。

血虚当归建中治，瘀壅失笑有奇功。

伤食异功加楂曲，胞寒香桂桂归芎。

〖注〗产后腹痛，若因去血过多而痛者，为血虚痛；若因恶露去少，及瘀血壅滞而痛者，为有余疼；若因伤食而痛者，必恶食胀闷；若因风邪乘虚入于胞中作痛者，必见冷痛形状。血虚宜当归建中汤；血瘀宜失笑散；伤食宜异功散加山楂、神曲；胞寒宜香桂散，即佛手散加桂心也。

当归建中汤　失笑散　异功散方俱见首卷

【提要】概述了妇女产后腹痛的病因病机及辨证论治。

【白话文】

产后腹痛，若是因为失血过多而致腹痛者，多为血虚不荣所致；若因恶露不下，瘀血壅滞胞宫而致的腹痛，为血瘀有余所致；若因伤于饮食而致腹痛者，必出现厌食、腹胀闷；若因风邪乘虚客于胞宫而致腹痛者，必表现为冷痛的症状。血虚者宜当归建中汤治之；血瘀宜用失笑散；伤食而痛宜用异功散加山楂、神曲；若寒凝胞宫宜用香桂散，即佛手散加桂心。

少腹痛证治

延胡索散

【原文】　　少腹痛微名儿枕，硬痛尿利血瘀疼。

尿涩淋痛蓄水证，红肿须防痈疝癥。

儿枕瘀血延胡索，归芍蒲桂琥珀红。

蓄水须用五苓散，癥疝吴萸温散行。

〖注〗产后少腹痛，其痛若微，乃产时血块未净，名儿枕。痛若少腹坚硬，小便利者，为瘀血痛；少腹硬而小便不利，淋涩胀痛者，乃蓄水作痛；若坚硬红肿而痛者，须防成痈、疝、瘕之证。因儿枕瘀血者，宜延胡索散，即当归、赤芍、蒲黄、肉桂、琥珀、红花也。因水蓄者，宜五苓散。若将成痈、疝、瘕者，当以吴茱萸汤温散之。

五苓散方见三卷

吴茱萸汤方见首卷

【提要】概述了妇女产后少腹痛的病因病机及辨证论治。

【白话文】

产后少腹作痛，若疼痛较轻，多是产时血块未排净，又名儿枕。痛时若少腹部坚硬，小便顺畅者，多为瘀血所致；若少腹部坚硬而排便不顺畅，伴淋沥涩痛，多是蓄水而致；若少腹坚硬红肿作痛者，要防止发展成痈、疝、瘕之证。儿枕因瘀血所致者，宜用延胡索散，即当归、赤芍、蒲黄、肉桂、琥珀、红花；若因蓄水者，宜用五苓散治之。若发展成痈、疝、瘕者，当予吴茱萸汤以温经散寒。

胁痛证治

【原文】　　　胁痛瘀滞犯肝经，左血右气要分明。

血用延胡散可治，气宜四君加柴青。

去血过多属虚痛，八珍加桂补其荣。

〔注〕产后胁痛，因气血瘀滞，干犯肝经。在左多属血，在右多属气。血宜延胡索散，气宜四君子汤加柴胡、青皮。若因去血过多而痛者，为虚痛，宜八珍汤加肉桂以补其荣血，自愈。

四君子汤 八珍汤方俱见首卷

【提要】概述了妇女产后胁痛的相关病因病机及辨证论治。

【白话文】

产后胁肋部胀痛，多是由于气滞血瘀，肝经受扰。痛在左胁肋部，多属血瘀；痛在右胁肋部，多属气滞。血瘀宜用延胡索散；气滞宜用四君子汤加柴胡、青皮。若因失血过多而致痛者，多为虚痛，宜用八珍汤加肉桂以补血养血。

腰痛证治

【原文】　　　腰疼下注两股痛，风冷停瘀滞在经。

佛手散加独活桂，续断牛膝桑寄生。

血多三阴伤气血，地黄桂附续杜寻。

〔注〕产后腰疼下注两股皆痛者，乃产时风冷乘之，瘀血滞于肝经，宜用佛手散加独活、肉桂、续断、牛膝、防风、桑寄生，以温散而行之。若因去血过多，三阴经气血亏损者，则当用六味地黄汤，加肉桂、附子、续断、杜仲，以温补之。

佛手散 六味地黄汤方俱见首卷

【提要】概述了妇女产后腰痛的相关病因病机及辨证论治。

【白话文】

产后腰痛连及两股部疼痛，是产时风寒之邪乘虚而入，瘀血凝滞于肝经，宜用佛手散加独活、肉桂、续断、牛膝、防风、桑寄生以温经散寒、行气止痛。若因失血过多，三阴经皆气血亏损，则用六味地黄汤加肉桂、附子、续断、杜仲以温阳补血止痛。

遍身疼痛证治

趁痛散

【原文】　产后身疼荣不足，若因客感表先形。

趁痛散用归芪术，牛膝甘独薤桂心。

血瘀面唇多紫胀，四物秦芄桃没红。

〖注〗产后遍身疼痛，多因去血过多，荣血不足，或因风寒外客，必有表证。二者俱宜用趁痛散，即当归、黄芪、白术、牛膝、甘草、独活、薤白、桂心也。若面唇紫色身胀痛者，必是停瘀所致，宜用四物汤加秦芄、桃仁、没药、红花以行之。

四物汤方见首卷

【提要】概述了妇女产后遍身疼痛的病因病机及辨证论治。

【白话文】

产后遍身疼痛，多因产时失血过多，气血不足；或因风寒之邪入侵，必表现为表证。二者均宜用趁痛散治疗，即当归、黄芪、白术、牛膝、甘草、独活、薤白、桂心。若产妇面唇青紫伴周身胀痛，必是瘀血停滞所致，宜用四物汤加秦芄、桃仁、没药、红花以行气活血。

【医案助读】

李某，女，29岁。初诊日期：2010年11月13日。病人于2010年9月顺产一女婴，产后半日受凉后自觉腰酸痛，恶露2周净。现哺乳，乳汁少，恶寒，遍身关节疼痛，痛处不温，遇风、感寒疼痛加重，伴自汗、乏力，面色萎黄。血沉、类风湿因子等化验均无异常。舌淡红、苔少，脉细弱无力。诊断：产后身痛；辨证：气血亏虚兼寒凝。治宜益气养血，佐以温通止痛之法。方药：当归 12g，黄芪 60g，白术 15g，牛膝 20g，桂枝 15g，炙甘草 10g，薤白 10g，炮姜 10g，独活 15g。共 7 剂，水煎服，日 1 剂。

二诊：药后无恶寒，偶有犯寒冻，身楚不适，乳汁稍增，仍汗出。观其面色渐有血色，舌淡红、苔薄白，脉细稍有力。病人症状改善，效不更法，前方去炮姜，加鹿角片、路路通养血通络通乳，浮小麦敛汗。继服 7 剂。

三诊：药后无汗出，身痛明显减轻，乳量可，面色红润，舌淡红、苔薄白，脉略滑。嘱其继服上方 7 剂，以巩固药效，后随访半年未作。

[王博博，罗美玉. 趁痛散治疗产后身痛. 河南中医，2012，32（12）：1705–1706.]

腹中块痛证治

【原文】 产后积血块冲疼，多因新产冷风乘。

急服延胡散可逐，日久不散血瘕成。

更有寒疝亦作痛，吴萸温散不须攻。

〖注〗产后腹中有块，坚硬攻痛，多因新产之后，风冷乘虚而入，以致瘀血凝结，宜服延胡索散以逐之。若迟久不散，必结成血瘕矣。又有寒疝之证，亦在少腹中攻筑而痛，宜用吴茱萸汤，自愈，不必攻也。

吴茱萸汤方见首卷

【提要】 概述了妇女产后腹中有块作痛的相关病因病机及辨证论治。

【白话文】

产后腹中有硬块，坚硬作痛，多因是新产之后，风邪、寒邪乘虚而入，以致瘀血凝滞胞宫，宜服延胡索散以活血逐瘀。若硬块日久不散，必结成血瘕。或是寒疝之证，也表现为在小腹部攻窜作痛，宜用吴茱萸汤温经散寒，自然而愈，不需用攻下的药物。

筋挛证治

【原文】　　产后筋挛鸡爪风，血亏液损复乘风。

无汗养荣兼散邪，四物柴瓜桂钩藤。

有汗八珍加桂枝，黄芪阿胶大补荣。

〔注〕产后筋脉拘挛疼痛，不能舒展，俗名鸡爪风。皆由产后血液亏损，不能荣筋，又被风乘，故令拘挛疼痛也。无汗者，宜于荣养之中兼祛外邪，用四物汤加柴胡、木瓜、桂枝、钩藤。若有汗者，宜八珍汤加桂枝、黄芪、阿胶，以大补其荣血可也。

四物汤　八珍汤方俱见首卷

【提要】概述了妇女产后筋脉拘挛疼痛的相关病因病机及辨证论治。

【白话文】

产后筋脉拘急疼痛，四肢不能舒展，俗称鸡爪风。多由产后气血亏损，不能荣养筋脉，又被风邪侵袭，故使筋脉拘急疼痛。无汗出者，宜在荣养气血的同时兼祛外邪，宜用四物汤加柴胡、木瓜、桂枝、钩藤。若有汗出者，宜用八珍汤加桂枝、黄芪、阿胶，以大补气血。

伤食呕吐证治

【原文】　　产后伤食心下闷，恶食嘈杂吞吐酸。

六君楂曲香砂共，呕逆痰涎二陈煎。

〔注〕产后过食肉面，伤于饮食者，必心胸饱闷，恶闻食气，懊恢嘈杂，吞酸吐酸，宜用六君子汤加山楂、神曲、香附、缩砂，以补而消之。若更呕逆痰涎，必是兼痰兼饮，宜二陈汤加减调治。

六君子汤方见首卷

二陈汤方见三卷

【提要】概述了妇女产后伤食呕吐的相关病因病机及辨证论治。

【白话文】

产后饮食不节，过食肉类、面食类食物，必出现心胸饱胀满闷，伴厌食、心中懊恼嘈杂、吞吐酸水，宜用六君子汤加山楂、神曲、香附、缩砂仁，以益气消食。若伴呕吐痰涎，必是合并有痰饮，宜用二陈汤加减调治。

呃逆证治

丁香豆蔻散　茹橘饮

【原文】　　产后呃逆胃虚寒，丁香白蔻伏龙肝。

桃仁吴萸汤冲服，不应急将参附添。

热渴面红小便赤，竹茹干柿橘红煎。

〔注〕产后呃逆，皆因气血两伤，脾胃虚寒，中焦之气厥而不顺所致。宜服丁香豆蔻散，即丁香、白豆蔻、伏龙肝为末也，用桃仁、吴茱萸煎汤冲服。如不效，当以参附汤峻补之。

若发热面红，小便赤色，属实热者，宜用竹茹、干柿、橘红煎服之，名茹橘饮。

【提要】概述了用丁香豆蔻散和茹橘饮治疗妇女产后呃逆的相关证治。

【白话文】

产后呃逆，皆因气血受损，脾胃虚寒，中焦气逆不顺而致。宜用丁香豆蔻散，即丁香、白豆蔻、伏龙肝碾末，用桃仁、吴茱萸煎汤冲服。若效果不理想，当用参附汤峻补元气。

若病人兼有发热口渴、面部潮红、小便色红，为实热，宜用竹茹、干柿、橘红煎服，此方名茹橘饮。

气喘证治

二味参苏饮

【原文】 产后气喘为危候，血脱气散参附煎。

　　　　　败血上攻面紫黑，二味参苏夺命痊。

〔注〕产后气喘，极危证也，因下血过多，荣血暴竭，卫气无倚，孤阳上越。宜骤补其气，用参、附煎汤，不时饮之。若因恶露不行，败血上攻于肺而喘者，必面色紫黑，宜夺命散下瘀，瘀去喘自定。虚者参苏饮，即人参一两为末、苏木二两煎汤冲服也。

【提要】概述了用二味参苏饮等治疗妇女产后气喘的相关证治。

【白话文】

产后气喘，是极其危重的证候，因产妇失血过多，阴血暴竭，卫气失其所附，孤阳不得上越所致。宜峻补其气，用人参、附子煎汤，频频服用。若因恶露停止不行，败血上攻于肺致气机不畅而喘者，必出现面色紫黑，宜用夺命散攻下瘀血，瘀血去而喘自愈。兼气虚者宜用参苏饮，即人参一两为末、苏木二两煎汤冲服。

浮肿证治

枳术汤　小调中汤

【原文】　　　产后肿分气水血，轻浮胀满气之形。

水肿喘嗽小便涩，皮如熟李血之情。

气肿枳术汤最效，水肿茯苓导水灵。

血肿调中归芍木，茯陈煎冲小调经。

归芍珀麝辛桂没，理气调荣瘀血行。

〖注〗产后浮肿，由于败血乘虚流入经络，血化为水，故令浮肿。然有气肿、水肿之别，不可不辨也。

若轻虚浮肿、心胸胀满者，因素有水饮所作，名曰气分也。宜用枳术汤，即枳实、白术煎汤服之。

若喘嗽、小便不利者，则为水肿，宜茯苓导水汤利之。

若皮如熟李，或遍身青肿者，则为血分。宜小调中汤治之，其方即当归、白芍药、白术、茯苓、陈皮煎汤，冲小调经散服之，即当归、赤芍、琥珀、麝香、细辛、肉桂心、没药也。

茯苓导水汤方见胎前门子肿条

【提要】概述了用枳术汤和小调中汤等治疗妇女产后浮肿的相关证治。

【白话文】

产后浮肿，多是由于败血乘虚而入，流入经络，瘀血化为水，而致浮肿。浮肿又有气、水、血之分，应当辨明。

若轻虚浮肿，伴心胸胀满者，多因平素有水饮所致，称之为气肿，宜用枳术汤，即枳实、白术煎汤服之。

若喘闷咳嗽伴小便不利，则为水肿，宜用茯苓导水汤以利水。

若皮肤如熟李子般红紫，或者遍身青肿，称为血肿，宜用小调中汤即当归、白芍药、白术、茯苓、陈皮煎汤，冲服小调经散即当归、赤芍、琥珀、麝香、细辛、肉桂心、没药，以理气活血。

发热总括

【原文】　　产后发热不一端，内伤饮食外风寒。

瘀血血虚与劳力，三朝蒸乳亦当然。

阴虚血脱阳外散，攻补温凉细细参。

〖注〗产后发热之故，非止一端。如食饮太过，胸满呕吐恶食者，则为伤食发热；若早起劳动，感受风寒，则为外感发热；若恶露不去，瘀血停留，则为瘀血发热；若去血过多，阴血不足，则为血虚发热。亦有因产时伤力劳乏发热者，三日蒸乳发热者。当详其有余不足，或攻或补，或用凉药正治，或用温热反治，要在临证细细参考也。

【提要】概述了妇女产后发热的相关病因病机及辨证论治。

【白话文】

产后发热的原因，不止一个。若饮食不节，胸闷呕吐伴厌食者，为伤食发热；若晨起劳动，感受风寒邪气，则为外感发热；若恶露不净，瘀血停滞，则为瘀血发热；若失血过多，阴血不足，为血虚发热。也有因为产时产伤或者用力太过而发热者，或者产后三日乳汁不通而致发热者。应当详细辨其是由于有余还是不足，或攻逐或补益，或用凉药正治，或用温热药反治，须在临床证治中详细参考。

发热证治

加味四物汤　加味异功散　生化汤

【原文】　　产后发热多血伤，大法四物加炮姜。
　　　　　　头疼恶寒外感热，四物柴胡葱白良。
　　　　　　呕吐胀闷伤食气，异功楂曲厚朴姜。
　　　　　　脾不化食六君子，瘀血腹痛生化汤。
　　　　　　当归川芎丹参共，桃仁红花炮干姜。

〔注〕产后发热，多因阴血暴伤，阳无所附。大法宜四物汤加炮姜，从阴引阳为正治。若头疼恶寒而发热者，属外感，不当作伤寒治，惟宜用四物加柴胡、葱白服之。

若呕吐胀闷，属伤食；若倦怠气乏者，属伤气，宜用异功散加山楂、神曲、

143

厚朴、生姜治之。

若因脾虚不能化食而停食发热者，宜六君子汤。

若因瘀血发热者，必兼腹痛，宜用生化汤，即当归、川芎、丹参、桃仁、红花、姜炭也。

四物汤　异功散　六君子汤方俱见首卷

【提要】概述了用加味四物汤、加味异功散和生化汤等治疗妇女产后发热的相关证治。

【白话文】

产后发热，多因阴血暴伤，阳气无所依附。治疗大法宜用四物汤加炮姜，从阴引阳。若头疼恶寒伴发热，属外感发热，不应当作伤寒来治疗，惟宜用四物汤加柴胡、葱白治疗。

如呕吐伴胀闷，属伤食发热；若倦怠乏力者，属伤气发热。宜用异功散加山楂、神曲、厚朴、生姜治疗。

若因脾虚不能运化而致食滞发热，宜用六君子汤。

若因瘀血发热，必兼有腹痛，宜用生化汤，即当归、川芎、丹参、桃仁、红花、姜炭。

【医案助读】

郭某，女，28岁。2016年12月5日就诊。主诉：剖宫产后发热用3剂中药后体温未降，仍持续于41℃～42℃。纵观此方，由荆防四物汤及银翘散合竹叶石膏汤加减而成。中医经辨证论治治疗产后发热，确有应用荆防四物汤及银翘散合生化汤加减者。前者用于产后发热外感风寒型，后者用于产后发热外感风热型。然该病人系剖宫产术后，气血更虚，营卫不和，且病程渐久，致使邪气入里化热、内热炽盛、气血瘀滞，属正虚邪实。治疗当以清泄邪热，扶正益阴，调和气血。切不可因有大热，而冒用苦寒直折。此方中各药用量均较大，石膏、知母用量达 60g，生地黄、黄芩二味滋阴、清泄里热用量亦不小，全方太过寒凉，用于本例正虚邪实病人，未免无力受之，从而导致寒邪郁闭膜理肌肤，郁久化热，阳气郁闭不得外达，弱阳勉强和邪气抗争，正不胜邪，致病人高热寒战、汗出、热势不退，且于服药 3 剂后体温仍持续升高不降。

武教授从事临床工作多年，对于产后发热一病之治疗颇有心得。上述病人就诊时坐轮椅上，语声低微，均由家属代诉，查看舌苔见舌红、苔白厚腻微黄，脉弦滑数、重按无力，手心湿热汗出。特询问恶露情况，诉恶露现已量少，色淡质稀，无臭味。武教授详细诊脉、查看舌苔后，予以下列处方 5 剂：党参、茯苓、白术、柴胡、藿香、当归、皂角刺各 15g，升麻、砂仁（后下）、木香（后下）各 6g，薏苡仁、益母草各 30g，神曲、生山楂、荆芥、连翘各 12g，佩兰、厚朴、半夏、黄柏、川芎、黄芩各 10g，黄芪 25g，炮姜、桃仁各 8g。此方以武教授自拟健脾化湿方合生化汤合小柴胡汤而成。病人因前述用药不适，寒湿郁遏中焦脾胃，脾主运化功能失常，脾胃升清降浊功能失调，故见苔白厚腻；虚热内蕴，逼迫津液外泄，故见手心湿热汗出；现已为发热第 5 天，邪入少阳，故见情绪低落，语声低微。当特别强调病人系产后发热，须谨记"产后多虚多瘀"之病证特点，于遣方用药之时投以生化汤以温经养血祛瘀。方中黄芪、党参、白术健脾益气，益母草、川芎、当归活血化瘀，茯苓、厚朴、半夏、薏苡仁健脾燥湿，炮姜、桃仁、皂角刺化瘀止血，黄芩、黄柏清热燥湿，木香、佩兰、藿香行气化湿，荆芥、连翘祛风解表、疏散风热，砂仁、神曲、生山楂健脾和胃，升麻、柴胡解表退热、升举阳气。方中小柴胡汤微微发汗，解表散邪，以削减亢盛之阳气，使体内阴阳平衡，又兼顾护津血之功。方成之后，武教授特意嘱咐病人忌生冷、注意保暖、避风。服药 4 天后随访，家属诉体温已恢复正常，余药未再服用，病人无其余不适。[张文婵，张扬，赵琴琴，等. 武权生运用健脾化湿方合生化汤治疗产后发热医案 1 则. 新中医，2018，50（10）：250-251.]

十全大补汤　八珍汤　当归补血汤　参附汤

【原文】　　　劳力发热用十全，气血两虚八珍瘥。

　　　　　　　血脱躁热补血效，虚阳外越参附煎。

〖注〗产后发热，因产时用力劳乏者，宜十全大补汤；气血两虚者，八珍汤；去血过多，血脱烦躁干渴，面赤而热者，宜当归补血汤。若阴血暴脱，孤阳无附而外越发热者，急进参附汤。迟则必大汗大喘，是阳欲亡，虽药必无救矣！

十全大补汤　八珍汤　当归补血汤方俱见首卷

【提要】概述了用十全大补汤、八珍汤、当归补血汤和参附汤治疗妇女产后发热的相关证治。

【白话文】

产后发热，因产时用力太过而致劳乏者，宜用十全大补汤；气血两虚者，宜用八珍汤；失血过多者，阴血暴脱而烦躁干渴，面红赤而热，宜用当归补血汤。若阴血暴脱，孤阳无所依附而外越致发热者，应急用参附汤。稍晚则必大汗而喘急，是亡阳之证，虽用药但是仍无法救回。

寒热总括

【原文】　　寒热往来递更换，乍寒乍热时热寒。

　　　　　　寒热似疟按时发，壮热憎寒热畏寒。

〖注〗产后寒热，名既不同，其证亦异，当先明辨之。

如曰寒热往来者，谓寒去热来，热去寒来，递相更换也。

曰乍寒乍热者，谓有时寒，有时热，寒热无定时也。

曰寒热似疟者，谓或先寒后热，或先热后寒，一定不移，至其时而始作也。

曰壮热憎寒者，谓其身既壮热，而复时时畏寒也。

【提要】概述了妇女产后寒热的名随证异。

【白话文】

产后寒热，病名不同，其证候自然不同，应当先辨明。

所谓寒热往来，是指寒去热来，热去寒来，交替更换。

所谓乍寒乍热，指有时寒，有时热，寒热无定时。

有寒热表现如疟疾者，指或先寒后热，或先热后寒，按时发作。

所谓壮热憎寒，是指其身上虽壮热，但自我感觉畏寒。

【原文】　　往来寒热阴阳格，时热时寒荣卫乖。

　　　　　　寒热似疟瘀兼食，壮热憎寒带表推。

〖注〗产后血气虚损，阴阳不和，则寒热往来；阴阳相乘，荣卫不调，则时寒时热；败血不散，饮食停滞，则寒热似疟；汗出遇风，则壮热憎寒。有诸内自行诸外，辨之既明，然后治无不愈矣。

【提要】概述了妇女产后寒热的相关病因病机。

【白话文】

产后气血亏损，阴阳失调，则出现寒热往来；阴阳相互侵袭，荣卫失调，则出现时寒时热；败血不去，饮食停滞，则寒热发作若疟疾；汗出时受风邪侵袭，则出现壮热憎寒。有之于内者，必行之于外，辨证明确，则治疗皆可使之痊愈。

寒热证治

【原文】　　　往来寒热阴阳格，柴胡四物各半汤。

荣卫不和乍寒热，归芍芎参甘草姜。

寒热似疟瘀兼食，生化柴胡楂曲良。

憎寒壮热更生散，归地芎参荆穗姜。

〖注〗产后阴阳不和，往来寒热者，宜柴胡四物汤。

若荣卫不调，乍寒乍热者，用增损四物汤，其方即当归、白芍、川芎、人参、甘草、干姜也。

若停瘀兼食，寒热似疟者，用生化汤加柴胡、山楂、神曲。

若感受风寒，憎寒壮热者，宜更生散，即当归、熟地、川芎、人参、荆芥穗、干姜也。

柴胡四物汤方见首卷

【提要】概述了妇女产后寒热的相关证治。

【白话文】

产后阴阳不和寒热往来者，宜柴胡四物汤。

若荣卫不调，乍寒乍热者，宜用增损四物汤，其方由当归、白芍、川芎、人参、甘草、干姜组成。

若瘀血停滞兼伤食，寒热发作似疟疾者，宜用生化汤加柴胡、山楂、神曲。

若感受风寒，出现憎寒壮热，宜用更生散，即当归、熟地、川芎、人参、荆芥穗、干姜。

自汗头汗总括

【原文】　　产后阴虚阳气盛，微微自汗却无妨。

头汗阴虚阳上越，周身大汗是亡阳。

〖注〗产后血去过多则阴虚，阴虚则阳盛。若微微自汗，是荣卫调和，故虽汗无妨。若周身无汗，独头汗出者，乃阴虚阳气上越之象也。若头身俱大汗不止，则恐有亡阳之虑矣。

【提要】概述了妇女产后自汗头汗的相关病因病机。

【白话文】

产后失血过多则容易出现阴虚，阴虚则阳盛。若微微自汗，荣卫调和，虽然有汗出但无妨。若周身无汗出，但头部汗出，是阴虚则阳气无所依附而上越所致。若头身均大汗不止，则要担心可能会出现亡阳的症状。

自汗头汗证治

当归六黄汤　黄芪汤

【原文】　　虚热上蒸头汗出，治用当归六黄汤。

黄芩连柏炒黑用，归芪生熟二地黄。

自汗黄芪汤牡蛎，芪术苓甘麦地防。

大汗不止阳外脱，大剂参附可回阳。

〖注〗产后亡血阴虚，阳热上蒸，头上汗出至颈而还者，宜当归六黄汤，即黄连、黄芩、黄柏、当归、黄芪、生地、熟地也，内芩、连、柏三味俱炒黑用。

若自汗太甚，宜黄芪汤，即牡蛎粉、黄芪、白术、茯苓、甘草、麦冬、熟地、防风也。

若阴血大脱，孤阳外越，大汗不止，非大剂参附不能回阳也。

【提要】概述了用当归六黄汤和黄芪汤等治疗妇女产后自汗、头汗的相关证治。

【白话文】

产后因失血而致阴虚，致阳热上蒸见头颈部汗出，宜用当归六黄汤，即黄连、黄芩、黄柏、当归、黄芪、生地、熟地，其中黄芩、黄连、黄柏三味俱炒黑用。

若自汗出太过，宜用黄芪汤，即牡蛎粉、黄芪、白术、茯苓、甘草、麦冬、熟地、防风。

若产妇阴血暴脱，孤阳外越而出现大汗不止，应急予大剂量参附汤方能挽救。

中风证治

【原文】　产后中风惟大补，火气风痰末治之。

十全大补为主剂，临证详参佐使宜。

〖注〗产后气血大虚，虽患中风，惟宜大补。即有火热、风痰、气闭，亦当末治。总以十全大补汤主之，临证详参其火气风痰而佐使之。

十全大补汤方见首卷

【提要】概述了妇女产后中风的相关证治。

【白话文】

产后气血大虚，虽为中风之证，但仍宜大补元气。即使产妇有火热、风痰、气闭之证，都应放在后面治疗。总体以十全大补汤为主方，临证辨证论治其属火、气、风、痰而予以相应的佐使药。

痉病证治

加味八珍汤

【原文】　新产血虚多汗出，易中风邪痉病成。

口噤项强身反折，八珍芪附桂防风。

摇头气促寒不止，两手撮空莫望生。

〖注〗产后血气不足，脏腑皆虚，多汗出，腠理不密，风邪乘虚袭入，遂成痉证。手三阳之筋结于额颊，风入额颊则口噤。阴阳经络周环于身，风中经络，则头项、肩背强直，如角弓反张之状。产后患此，皆属虚象。惟宜用八珍汤加黄芪、附子、肉桂，大补其阴阳，少佐防风以治之。若见头摇喘促，汗出不止，两手撮空者，则为真气去，邪气独留，必死之候，故曰莫望生也。

八珍汤 方见首卷

【提要】概述了妇女产后痉病的相关病因病机、证治及转归。

【白话文】

产后气血不足，脏腑空虚，多伴汗出，导致腠理不密，风邪易乘虚而入客于经络。手三阳经筋结于颔颊部，风邪侵入颔颊则出现口噤（即牙关紧闭，口不能开）；阴阳经络遍布全身，风邪中经络，则出现头项、肩背强直，如角弓反张之状。产后患此疾病，多属虚证。宜用八珍汤加黄芪、附子、肉桂，大补其阴阳，并佐防风以治之。若出现头摇喘促，汗出不止，两手撮空（意识不清，两手伸向空间，像要拿东西样的症状），则为真气耗尽、邪气独留，这是必死之候，故曰"莫望生"。

瘛疭抽搐证治

加味八珍汤

【原文】　阴血去多阳气炽，筋无所养致抽搐。

　　　　　发热恶寒烦又渴，八珍丹地钩藤钩。

　　　　　抽搐无力戴眼折，大汗不止命将休。

〖注〗产后去血太多，阳气炽盛，筋无所养，必致瘛疭抽搐、发热恶寒、心烦口渴。不宜作风治，惟当气血兼补，用八珍汤加丹皮、生地、钩藤钩治之。

若无力抽搐，戴眼反折，大汗不止者，则为不治之证，故曰命将休矣。

八珍汤方见首卷

【提要】概述了妇女产后瘈疭抽搐的相关病因病机、证治及转归。

【白话文】

产后失血过多，阳气炽盛，阴虚而筋脉无所濡养，而致瘈疭抽搐（手足痉挛），发热恶寒，心烦口渴，不宜单作中风来治，当以气血双补，用八珍汤加牡丹皮、生地、钩藤来治疗。若无力抽搐，目睛上视，不能转动，伴角弓反张、大汗不止者，则是不治之证，故曰"命将休"。

不语证治

加味八珍汤　星连二陈汤　七珍散

【原文】　　产后不语分虚实，痰热乘心败血冲。

气血两虚神郁冒，实少虚多要辨明。

虚用八珍藤菖志，痰热星连入二陈。

败血冲心七珍散，芎地辛防朱蒲参。

〔注〕产后不语，须分虚实治之。有痰热乘心者，有败血冲心者，有气血两虚而郁冒神昏者，大抵产后属虚者多，而实者少也。虚宜八珍汤加钩藤、菖蒲、远志；痰热宜二陈汤加胆星、黄连；败血冲心宜七珍散，即川芎、生地、细辛、防风、朱砂、菖蒲、人参也。

八珍汤方见首卷

二陈汤方见三卷

【提要】概述了用加味八珍汤、星连二陈汤和七珍散治疗妇女产后不语的相关证治。

【白话文】

产后不语证，须分清虚实。有因痰热扰心所致，有因败血冲心所致，也有因气血两虚而致郁冒神昏所致。总的来说，产后不语属虚证者多，实证者少，要辨证清楚。虚证宜用八珍汤加钩藤、菖蒲、远志；痰热者宜二陈汤加胆星、黄连；败血冲心宜七珍散，即川芎、生地、细辛、防风、朱砂、菖蒲、人参。

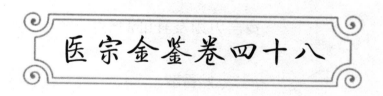

惊悸恍惚证治

茯神散　加味归脾汤

【原文】　产后血虚心气弱，惊悸恍惚不安宁。

养心须用茯神散，参芪地芍桂茯神。

琥珀龙齿归牛膝，忧思归脾砂齿灵。

〖注〗产后血虚，心气不守，神志怯弱，故令惊悸恍惚不宁也。宜用茯神散，其方乃人参、黄芪、熟地、白芍、桂心、茯神、琥珀、龙齿、当归、牛膝也。

若因忧愁思虑伤心脾者，宜归脾汤加朱砂、龙齿治之。

归脾汤方见首卷

【提要】概述了用茯神散和加味归脾汤治疗妇女产后惊悸恍惚的相关证治。

【白话文】

产后阴血亏虚，心气不足，神志怯弱，因此使产妇惊悸，精神恍惚不宁。宜使用茯神散，此方由人参、黄芪、熟地、白芍、桂心、茯神、琥珀、龙齿、当归、牛膝组成。

如果病人因忧愁思虑伤及心脾，宜归脾汤加朱砂、龙齿治疗此病。

妄言见鬼发狂证治

妙香散

【原文】　产后谵狂见鬼神，败血冲心小调经。

　　　　　心虚闷乱妙香散，二茯参芪远志辰。

　　　　　甘桔木麝山药末，归地煎调效若神。

〖注〗产后败血冲心，狂乱见鬼，谵言妄语者，宜服小调经散。

若因心血虚，神不守舍而闷乱者，则用妙香散，即茯苓、茯神、人参、黄芪、远志、辰砂、甘草、桔梗、木香、麝香、山药为散，以当归、熟地煎汤。调服即愈，其效如神。

【提要】概述了用妙香散等治疗妇女产后妄言见鬼发狂的相关证治。

【白话文】

产后恶露不下或下而不畅，导致恶血随气上冲、扰乱心神致神志错乱如同见鬼、癫狂胡言乱语的病人宜服用小调经散。

如果因心血亏虚，导致神不守舍而气闷烦乱的，则用妙香散，以茯苓、茯神、人参、黄芪、远志、辰砂、甘草、桔梗、木香、麝香、山药配成散剂，以当归、熟地煎汤。汤剂冲服散剂服用后即可痊愈，见效如神。

虚烦证治

人参当归汤

【原文】　　产后血虚烦短气，人参当归汤最良。

参麦归芍熟地桂，瘀血冲心失笑方。

去血过多烦躁甚，须用当归补血汤。

〔注〕产后血虚、心烦气短者，宜人参当归汤，即人参、麦冬、当归、白芍、熟地、肉桂也。

若因败血冲心者，宜服失笑散。

若去血过多、烦而躁者，乃亡血证也，宜当归补血汤。

失笑散　当归补血汤方俱见首卷

【提要】概述了用人参当归汤等治疗妇女产后虚烦的相关证治。

【白话文】

产后血液亏虚、心烦气短的病人，宜用人参当归汤，方由人参、麦冬、当归、白芍、熟地、肉桂组成。

若病人产后恶露不下或下而不畅，导致恶血随气上冲、扰乱心神，宜服用失笑散。

若病人因失血过多而烦躁不安，此为亡血证，宜服用当归补血汤。

发渴证治

参麦饮　加味四物汤　竹叶归芪汤

【原文】　　气虚津短参麦饮，血虚四物粉麦煎。

渴甚竹叶归芪效，参术归芪竹叶甘。

【注】产后气虚津液不足而渴者，宜参麦饮，即人参、麦冬、五味子也。

血虚而渴者，宜四物汤加花粉、麦冬。

若渴甚不解者，用竹叶归芪汤，其方乃人参、白术、当归、黄芪、竹叶、甘草，煎服也。

四物汤方见首卷

【提要】概述了用参麦饮、加味四物汤和竹叶归芪汤治疗妇女产后发渴的相关证治。

【白话文】

产后病人因气虚津液不足而渴，宜服用参麦饮，方由人参、麦冬、五味子组成。

血虚而渴的病人，宜服用四物汤加天花粉、麦冬。

若病人渴甚不解，用竹叶归芪汤，该方由人参、白术、当归、黄芪、竹叶、甘草组成，煎服饮用。

咳嗽证治

旋覆花汤　麦味地黄汤　加味佛手散

【原文】　　产后咳嗽感风寒，旋覆花汤荆穗前。

麻杏半苓赤芍药，五味甘草枣姜煎。

虚火上炎冲肺嗽，麦味六黄滋化源。

瘀血入肺佛手散，加入桃花杏贝延。

〔注〕产后咳嗽，若因起动太早，感冒风寒者，用旋覆花汤，即荆芥穗、前胡、麻黄、杏仁、半夏、茯苓、赤芍药、五味子、甘草、旋覆、枣、姜也。

若因阴虚火炎、上烁肺金而嗽者，宜六味地黄加麦冬、五味子，名麦味地黄汤，滋其化源。

若因瘀血上冲入肺而嗽者，宜佛手散加桃仁、红花、杏仁、川贝母、延胡索，以破其瘀，其嗽自愈。

六味地黄汤　佛手散方俱见首卷

【提要】概述了用旋覆花汤、麦味地黄汤和加味佛手散治疗妇女产后咳嗽的相关证治。

【白话文】

产后咳嗽，若病人因起动太早，感受风寒，宜用旋覆花汤，由荆芥穗、前胡、麻黄、杏仁、半夏、茯苓、赤芍、五味子、甘草、旋覆花、枣、姜组成。

若病人因阴虚火炎、上扰及肺而咳嗽，宜用六味地黄汤加麦冬、五味子，名为麦味地黄汤，滋养人身生化之源。

若病人因瘀血上冲入肺而咳嗽，宜用佛手散加桃仁、红花、杏仁、川贝母、延胡索，用此方活血化瘀，病人咳嗽即可痊愈。

衄血证治

人参泽兰叶汤

【原文】　　产后口鼻黑而衄，胃绝肺败药难医。

参兰丹膝生熟地，童便多冲冀万一。

【注】产后恶露不下，虚火载血上行，溢出鼻窍，不循经脉，变黑色见于口鼻，为热极反兼水化，故曰胃绝肺败，药难医也。或用人参泽兰叶汤，即人参、泽兰叶、丹皮、牛膝、生地、熟地煎汤也，多冲童便饮之，间有得生者，然亦希冀于万一者耳。

【提要】概述了用人参泽兰叶汤治疗妇女产后衄血的相关证治。

【白话文】

产妇产后恶露不下，虚火载血上行，导致血液溢出鼻窍，血液不循行经脉，从口鼻流出呈黑色，此征象为热极反兼水化，因此称为胃绝肺败，用药难以治疗此病。或者用人参泽兰叶汤，方中人参、泽兰叶、牡丹皮、牛膝、生地、熟地煎汤，多冲服童便饮用，在这之中或许有生还的可能，希望却也只是万分之一。

痢证总括

【原文】　　产后痢名产子痢，饮食生冷暑寒干。

里急后重有余病，日久滑脱不足看。

赤黄稠黏多是热，清彻鸭溏定属寒。

寒热温清调补涩，虚实新久要详参。

【注】产后痢者，名产子痢。多因饮食不调、贪食生冷，或起居不慎、冲寒受暑所致。若腹中疼痛，里急后重者，属有余之证；若日久虚寒滑脱者，属不足之证。痢色黄赤稠黏，多属于热；清稀澄彻如鸭粪者，则属于寒。治之之法：热者清之，寒者温之，冷热不和者调之，虚者补之，实者泻之。虚实新久之间，宜细心详参也。

【提要】概述了妇女产后痢疾的相关病因病机及辨证论治。

【白话文】

产后痢疾，名为产子痢。多因饮食不规律，多食用生冷，或由于起居不慎，冲寒受暑导致。若病人腹中剧痛，里急后重，属于有余之证；若病人长期虚寒滑脱，属于不足之证。痢疾颜色黄赤、质地黏稠，多属于热证；痢疾质地清稀澄彻如同鸭粪，则属于寒证。治疗此病的方法：热证清之，寒证温之，冷热不和证调之，虚证补之，实证泻之。虚实新久之间，应细心详细分析。

痢疾证治

槐连四物汤　芍药汤　真人养脏汤

【原文】　　热痢槐连四物效，冷热有余芍药汤。

芍药芩连归木草，枳桂坠槟痛大黄。

虚寒滑脱参术桂，芍药诃蔻广木香。

甘草粟壳名养脏，日久十全大补良。

〖注〗热者清之，故热痢宜槐连四物汤，即四物汤加槐花、黄连，以清热而坚肠也。

冷热不和者调之，故宜芍药汤，即白芍药、黄芪、黄连、当归、木香、甘草、肉桂、槟榔；坠者倍量槟榔，痛加生大黄也。

若虚寒滑脱，则宜温补而固涩之，宜真人养脏汤，即人参、白术、白芍药、肉桂、肉豆蔻、诃子、木香、甘草、罂粟壳同煎服也。

若日久不止，气血大虚，宜十全大补汤补之。

四物汤　十全大补汤方俱见首卷

【提要】概述了用槐连四物汤、芍药汤和真人养脏汤等治疗妇女产后痢疾的相关证治。

【白话文】

热者清之，所以热痢宜用槐连四物汤，即四物汤加槐花、黄连，清热的同时达到护肠功效。

病人冷热不和应调和阴阳，因此适宜用芍药汤，由白芍、黄芩、黄连、当归、木香、甘草、肉桂、槟榔组成；病人有坠感应加倍用槟榔，腹痛加生大黄。

若虚寒滑脱，则适宜用温补法达到固涩效果，应使用真人养脏汤，方用人参、白术、白芍、肉桂、肉豆蔻、诃子、木香、甘草、罂粟壳一同煎服。

如果痢疾长时间不止，气血大虚，应用十全大补汤补益气血。

人参败毒散　香连丸　加味四物汤

【原文】　　有表痢用败毒散，羌独枳梗共柴前。

参苓芎草姜葱引，暑湿成痢用香连。

血渗大肠成血痢，四物胶榆余锎添。

〖注〗外感风寒成痢者，宜人参败毒散，即羌活、独活、枳壳、桔梗、柴胡、前胡、人参、茯苓、川芎、甘草，姜、葱引也。

若因暑湿致痢，宜香连丸，即黄连、木香为丸也。

若败血渗入大肠成血痢者，宜四物加阿胶、地榆、血余、乌鲗鱼骨服之。

四物汤 方见首卷

【提要】概述了用人参败毒散、香连丸和加味四物汤治疗妇女产后痢疾的相关证治。

【白话文】

外感风寒导致痢疾，宜用人参败毒散，其组成为羌活、独活、枳壳、桔梗、柴胡、前胡、人参、茯苓、川芎、甘草、姜、葱。

若因暑湿导致痢疾，宜用香连丸，即黄连、木香制为丸剂。

若败血渗入大肠形成血痢，宜用四物汤加阿胶、地榆、血余、乌贼鱼骨服用。

疟　疾

加味生化汤　加味二陈汤　藿香正气散

【原文】　　产后疟多因瘀血，荣卫不和热又寒。

生化汤中加柴甲，痰食二陈楂朴添。

外感不正正气散，陈半苓术苏朴甘。

腹皮桔梗藿香芷，引加姜枣一同煎。

〖注〗产后患疟，多因瘀血停留，荣卫不和，故寒热往来也，宜用生化汤加柴胡、鳖甲服之。

若因痰饮食积者，宜二陈汤加山楂、厚朴。

若因外感风寒，方可用藿香正气散治之，其方即陈皮、半夏、茯苓、白术、苏叶、厚朴、甘草、大腹皮、桔梗、藿香、白芷也。

二陈汤方见三卷

【提要】概述了用加味生化汤、加味二陈汤和藿香正气散治疗妇女产后患疟疾的相关证治。

【白话文】

产后患疟疾，多由于瘀血停留体内，荣卫不和，因此寒热往来。宜服用生化汤加柴胡、鳖甲。

如果因痰饮积食导致疟疾，宜用二陈汤加山楂、厚朴。

如果外感风寒，可用藿香正气散治疗，其组成为陈皮、半夏、茯苓、白术、紫苏叶、厚朴、甘草、大腹皮、桔梗、藿香、白芷。

褥劳虚羸总括

【原文】　　产后失调气血弱，风寒外客内停瘀。

饮食过伤兼劳怒，不足之中夹有余。

寒热往来脐腹痛，懒食多眠头晕迷。

骨蒸盗汗痰嗽喘，面黄肌瘦力难支。

褥劳先须调脾胃，后调荣卫补其虚。

〔注〕产后气血两虚，起居不慎，风寒外袭，瘀血内停，更或饮食厚味过伤，忧劳忿怒，乃不足之中夹有余之证。致生寒热往来，脐腹胀痛，懒进饮食，喜眠卧，起则头晕昏迷，骨蒸潮热，盗汗自汗，痰喘咳嗽，面色萎黄，肌肉削瘦，气力难支，名为褥劳，医治甚难。凡欲疗斯疾者，必当先调理其脾胃，使饮食强健，能胜药力，然后调其荣卫，补其虚损，始能痊愈。

【提要】概述了妇女产后褥劳虚羸的相关病因病机。

【白话文】

产后因气血两虚，起居不慎，外感风寒，瘀血停滞体内；更或者由于饮用过多油腻食物，或忧劳忿怒，这是不足之证兼夹有余的病证。导致寒热往来，脐周腹部胀痛，不愿进食，喜睡眠卧床，起来则会感头晕甚至昏倒，骨蒸潮热，盗汗自汗，痰喘咳嗽，面色萎黄，肌肉瘦削，气力难支，此证名为褥劳，十分难以医治。但凡想医治此病，必须先调理脾胃，使饮食强健，能承受得住药力，然后调和荣卫，补其虚损，才能痊愈。

褥劳虚羸证治

三合散

【原文】　　扶脾益胃六君子，谷化精微气血强。

　　　　　　能食渐觉精神爽，调卫和荣三合良。

　　　　　　八珍去术小柴共，随证加减效非常。

　　　　　　病退虚羸补气血，八珍十补养荣方。

〔注〕产后褥劳治法，当先扶脾益胃，宜六君子汤加减用之。使脾胃强健，能食能消，则后天水谷之气，化生精微，气血自然壮盛，精神自然渐爽。然后调其卫气，和其荣血，宜三合散，即八珍汤去白术，加小柴胡汤，乃人参、柴胡、黄芩、半夏、甘草也，随证加减治之。如寒热往来、脐腹胀痛，则去人参、黄芩，加延胡索、桃仁；如懒食、喜睡、头眩，则去柴胡，加黄芪、缩砂、陈皮；如骨蒸、盗汗、自汗，则去川芎、柴胡，加鳖甲、地骨皮、牡蛎；如痰喘、

咳嗽，则去人参、柴胡，加麦冬、川贝母、百合；如面黄肌瘦、乏力，则去柴胡、川芎，加黄芪，倍用人参，临证消息之。服后如诸症已痊，惟觉虚赢者，则以八珍、十全、养荣等方培补之。

六君子汤　八珍汤　十全大补汤　益气养荣汤 方俱见首卷

【提要】概述了妇女产后褥劳的辨证论治。

【白话文】

产后褥劳的治疗方法，应当先扶脾益胃，宜使用六君子汤加减。使脾胃强健，能进食能消化，才能使后天水谷之气化生成人体所需的营养物质，气血自然就壮盛，精神自然渐渐好转。然后才调理卫气、调和荣血，宜使用三合散，即八珍汤去白术加小柴胡汤，小柴胡汤用药为人参、柴胡、黄芩、半夏、甘草，可根据不同的证型加减治疗。如果寒热往来、脐腹胀痛，则去掉人参、黄芩，加延胡索、桃仁；如果不愿进食、喜睡、头眩晕，则去掉柴胡，加黄芪、缩砂仁、陈皮，如果骨蒸、盗汗、自汗，则去川芎、柴胡，加鳖甲、地骨皮、牡蛎；如痰喘、咳嗽，则去掉人参、柴胡，加麦冬、川贝母、百合；如果面黄肌瘦、乏力，则去掉柴胡、川芎，加黄芪，加倍用人参，这些都是临床经验的佐证。服用后如果各个症状已痊愈，只觉虚弱无力，则用八珍汤、十全大补汤、养荣汤等方培补气血。

血　崩

加味十全大补汤　加味逍遥散

【原文】　　产后亡血更血崩，血脱气陷病非轻。

十全大补胶升续，枣仁山萸姜炭寻。

若因暴怒伤肝气，逍遥栀地白茅根。

瘀停少腹多胀痛，佛手失笑效如神。

〖注〗产后气血已亡，更患崩证，则是血脱气陷，此病非轻，当峻补之。宜用十全大补汤加阿胶、升麻、续断、枣仁、山萸、炮姜炭，以升补其脱陷可也。

若因暴怒伤肝血妄行者，宜用逍遥散加黑栀、生地、白茅根以清之。

若因内有停瘀者，必多小腹胀痛，当用佛手散、失笑散以补而逐之。

十全大补汤　逍遥散　佛手散　失笑散方俱见首卷

【提要】概述了妇女产后血崩的病因病机及辨证论治。

【白话文】

产后阴血消耗过多，甚至患有崩证，则是血脱气陷，此病不轻，应当峻补。适宜用十全大补汤加阿胶、升麻、续断、枣仁、山茱萸、炮姜炭，以此升补气血治疗脱陷。

如果因暴怒伤肝导致气血妄行，适宜用逍遥散加黑栀子、生地、白茅根疏肝清热凉血。

如果病人因体内有瘀血，一定大多伴有小腹胀痛，应当用佛手散、失笑散，以补血的同时清逐体内瘀血。

大便秘结

【原文】　产后去血亡津液，胃燥肠枯大便难。

饮食如常无所苦，不须妄下损真元。

量其虚实通利导，血旺津回听自然。

【注】产后去血过伤其津液，多致胃燥肠枯，故令大便秘结。若饮食如常，无胀满之苦者，不宜轻下，反伤元气。惟宜量其虚实，用诸导法，待血旺津回，大便自然顺利也。

【提要】概述了妇女产后大便秘结的相关病因病机及辨证论治。

【白话文】

产后失血过多损伤体内津液，大多导致胃燥肠枯，引起大便秘结。如果病人饮食正常，没有腹部胀满疼痛，不适合使用轻下法，反倒损伤元气。只有根据病人的虚实情况，用各种导法，等到血液津液恢复正常，大便自然顺畅。

小便淋闭

加味四物汤

【原文】　　　产后淋闭腹胀痛，热邪夹血渗胞中。

四物蒲瞿桃仁膝，滑石甘草木香通。

〖注〗产后热邪夹瘀血流渗胞中，多令小便淋闭，宜用四物汤加蒲黄、瞿麦、桃仁、牛膝、滑石、甘草梢、木香、木通治之。

四物汤方见首卷

【提要】概述了用加味四物汤治疗妇女产后小便淋闭的相关证治。

【白话文】

产后热邪和瘀血流渗入胞中，大多使小便淋闭，宜使用四物汤加蒲黄、瞿麦、桃仁、牛膝、滑石、甘草梢、木香、木通治疗。

小便频数不禁淋沥

黄芪当归散　加味地黄汤

【原文】　　　产后小便数且白，肾虚不固自尿遗。

因产伤胞多淋沥，频数补中益气宜。

胞伤黄芪当归治，参芪术芍草当归。

不禁六味加桂附，益智螵蛸补骨脂。

〖注〗产后气虚下陷，多令小便频数且色白。肾虚不固，小便自遗。因产时稳婆不慎，伤其胞脬，多致小便淋沥。

气虚频数者，宜补中益气汤升举之。

伤胞小便淋沥者，宜黄芪当归散补之，其方即黄芪、当归、人参、白术、白芍、甘草，引用猪草胞同煮服。

肾虚遗尿不尽者，宜六味地黄汤加肉桂、附子，名桂附地黄汤，更加益智仁、桑螵蛸、补骨脂治之。

补中益气汤　六味地黄汤方俱见首卷

【提要】概述了妇女产后小便频数淋沥不禁的相关病因病机及辨证论治。

【白话文】

产后气虚下陷，多导致小便次数频繁而且颜色白。肾虚不固，出现小便失禁。因生产时稳婆不慎重，伤到胞脬，常导致小便淋沥。

气虚且小便频数的病人，宜使用补中益气汤升举。

伤胞小便淋沥的病人，宜使用黄芪当归散治疗，组成：黄芪、当归、人参、白术、白芍、甘草，引用猪草胞一起煎服。

肾虚遗尿的病人，宜使用六味地黄汤加肉桂、附子，名桂附地黄汤，再加益智仁、桑螵蛸、补骨脂治疗。

大便出血

加味芩连四物汤

【原文】　　产后便血大肠热，四物芩连酒炒黑。

地榆阿胶荆穗炒，蜜制升麻棕榈灰。

脾虚不摄归脾效，气虚下陷补中宜。

〖注〗产后大便出血，有因大肠经实热，宜芩连四物汤，黄芩、黄连俱酒炒黑，更加地榆、阿胶、荆芥穗微炒、蜜制升麻、棕榈皮灰治之。

若因脾虚不能摄血者，宜归脾汤；中气下陷者，补中益气汤。

芩连四物汤　归脾汤　补中益气汤方俱见首卷

【提要】概述了用加味芩连四物汤等治疗妇女产后大便出血的相关证治。

【白话文】

产后大便出血，如果因大肠经实热，宜使用芩连四物汤，其中黄芩、黄连用酒炒黑，再加地榆、阿胶、荆芥穗（小火炒）、蜜制升麻、棕榈灰治疗。

如果因脾虚不能固摄血液，宜用归脾汤；中气下陷的病人，使用补中益气汤。

败血成痈

加味生化汤

【原文】　　　荣气不从逆肉理，败血留内发痈疽。

只用生化加连翘，银花甘草乳没宜。

切勿败毒施过剂，致令溃腐必难医。

〖注〗产后气血两虚，荣气不从，逆于肉理，或败血留内，结成痈疽者，只宜用生化汤加连翘、金银花、甘草节、乳香、没药治之。切不可用寒凉败毒之药，恐溃后腐烂，必难医治。

【提要】概述了妇女产后痈疽的相关病因病机及辨证论治。

【白话文】

产后气血两虚，荣气不顺着经脉正常运行，而逆乱于肌肉、腠理之中，或瘀血停留于体内，结成痈疽，只适宜使用生化汤加连翘、金银花、甘草节、乳香、没药治疗。千万不能用寒凉败毒的药物，万一溃破后腐烂，必定难以医治。

产后虚实宜审

【原文】　　　震亨产后惟大补，从正莫作不足看。

二说须合形症脉，攻补虚实仔细参。

【注】朱震亨云：产后气血两虚，惟宜大补，虽有他证，以末治之。张从正云：产后慎不可作诸虚不足证治之。二说各有偏差，当合形、症、脉三者细参，方不致误。

【提要】概述了治疗妇女产后病应结合形、症、脉辨明虚实。

【白话文】

朱震亨说：产后气血两虚，只适宜大补，虽然含有其他病证，但只以次要的病证治疗。张从正说：产后病千万不可作为各种虚证不足证治疗。两种说法各有偏差的地方。应当结合形、症、脉三者辨证，审清虚实再攻补施治，才不会导致错误。

产后门汇方

开骨散

当归_{五钱}　龟甲（醋炙，研）_{三钱}　川芎_{二钱}　妇人发_{一团}
用水煎服。

夺命散

没药　血竭_{各等份}
上研为细末。才产下，便用童便细酒各半杯，煎一两沸，调下二钱，良久再服。其恶血自下行，便不冲上，免生百疾。

清魂散

泽兰叶　人参_{各二钱}　川芎_{五钱}　荆芥穗_{一两}　炙甘草_{二钱}
上为末。用温酒热汤各半杯，调一钱灌之。下咽眼即开，气定自醒。

大岩蜜汤

当归　熟地　白芍_{各二钱}　干姜　肉桂_{各一钱}　吴茱萸　独活　远
志（炙）　细辛　炙甘草_{各八分}

上水煎服。

香桂散

当归　肉桂　川芎_{各等份}

上为末，酒调服。

延胡索散

当归　赤芍　生蒲黄　桂心　琥珀　红花　延胡索_{各等份}

上以好醋浸泡一宿，焙干为末。每服二钱，酒调。

趁痛散

当归　官桂　白术　黄芪　独活　牛膝　生姜_{各五钱}　甘草（炙）
薤白_{各三钱半}　桑寄生_{五钱}

上㕮咀，每服五钱，水煎服。

丁香豆蔻散

公丁香　白豆蔻仁　伏龙肝_{各等份}

上为末，生姜汤点服。

茹橘饮

竹茹　橘红各三钱　干柿一枚

姜、水煎服。

参附汤

人参一两　炮附子五钱

上作一服，姜、枣水煎，徐徐服。去人参加黄芪，名芪附汤。

二味参苏饮

人参（末）一两　苏木二两

上以苏木煎汤，冲人参末服。

枳术汤

枳实二两　白术（土炒）二两

水、姜煎服

小调中汤

茯苓　当归　白芍　陈皮各一钱　白术一钱五分

上作一剂，煎汤服。

小调经散

赤芍　当归　没药　琥珀　桂心各一钱　细辛　麝香各五分

上为细末，每服五分。姜汁、温酒各少许，调服。

更生散

当归　生地　川芎　人参各二钱　荆芥穗三钱　干姜（炮）八分

上水煎服。

当归六黄汤

当归　熟地　黄芪（炙）各二钱　生地　黄柏（炒黑）　黄芩（炒黑）　黄连（炒黑）各一钱

上水煎服。

黄芪汤

黄芪（炙）三钱　牡蛎粉三钱　白术（土炒）二钱　茯苓一钱　麦冬二钱　熟地三钱　防风一钱　甘草（炙）七分

上加浮小麦一合，煎服。

七珍散

人参　石菖蒲　生地　川芎各一两　细辛一钱　防风　辰砂（另研）各五钱

上为细末，每服一钱，薄荷煎汤调服。

茯神散

茯神（去木）一两　人参　黄芪（炙）　赤芍　牛膝　琥珀　龙齿各一钱五分　生地一两五钱　桂心五钱　当归二两

上为末，每服三钱，水煎服。

妙香散

甘草（炒）五钱　远志（制，去心）　山药（姜汁炙）　茯苓　茯神（去木）黄芪（炙）各一两　人参　桔梗各五钱　辰砂（另研）三钱　麝香（另研）二钱　木香一钱五分

上为细末，每服二钱，当归、熟地煎汤调服。

人参当归汤

人参　当归　熟地　麦冬　白芍各二钱　五味子三分　桂枝一钱

上锉，水煎服。

参麦饮

人参　麦冬

上水煎服。

竹叶归芪汤

人参　白术　当归　黄芪（炙）各二钱　竹叶二十片　甘草（炙）五分

上锉，水煎服。

旋覆花汤

旋覆花　赤芍药　荆芥穗　半夏曲　前胡　甘草（炙）　茯苓　五味子　杏仁（去皮、尖，麸炒）　麻黄各等份

上哎咀，每服四钱。水一盏半，生姜三片，枣一枚，煎至七分，去滓，食前温服。有汗不宜用。

人参泽兰叶汤

人参_{五钱}　泽兰叶　丹皮　牛膝_{各二钱}　生地_{三钱}　熟地_{五钱}

藕节五枚煎，冲童便服。

槐连四物汤

当归　川芎　赤芍药　生地　槐花　黄连（炒）各一钱　罂粟壳（去
蒂，蜜炙）五分

水煎服。

芍药汤

芍药（炒）　当归　黄连（炒）各半两　槟榔　木香　甘草（炙）各二钱
桂二钱五分　黄芩（炒）三钱

上每服半两，水煎。如不减，加大黄。此证又有因中气虚弱，脾
气郁结，治当审察。

真人养脏汤

人参　白术　白芍药_{各二钱}　肉桂　肉豆蔻　诃子（煨）各一钱　木
香　甘草　罂粟壳_{各八分}

上锉，姜、枣煎服。

香连丸

黄连（净）十二两　吴茱萸（去枝梗）十两

上先将二味用热水拌和，入瓷器内，置热汤炖一日，同炒至黄
连紫黄色，去茱用连为末。每末四两，入木香末一两，淡醋米饮为

丸，梧桐子大。每服二三十丸，滚汤下。久痢中气下陷者，用补中益气汤下；中气虚者，用四君子下；中气虚寒者，加姜、桂。

藿香正气散

藿香一钱五分　桔梗　大腹皮　紫苏　茯苓　白术　白芷　半夏曲　陈皮　厚朴各一钱　炙甘草五分

加姜、枣，水煎服。

三合散

当归　白芍　茯苓　熟地各一两　柴胡　人参各一两五钱　黄芩半夏（制）　甘草各六钱　川芎一两

上为粗末，每服一两。水一盏半，煎服，日三。

黄芪当归散

人参　白术（土炒）　黄芪　当归　白芍各三钱　甘草八分

姜、枣，水煎服。

桂附地黄汤

熟地四钱　山萸肉　山药各二钱　丹皮　泽泻　茯苓各一钱五分　附子　肉桂各一钱

水煎服。

回生丹

锦纹大黄（为末）一斤　苏木（打碎，用河水五碗煎汁三碗听用）三两　大黑豆（水浸泡取壳，用绢袋盛壳，同豆煮熟，去豆不用，将壳晒干，其汁留用）三升　红花（炒黄色，入好酒四碗，煎三五滚，去渣，取汁听用）三两　米醋（陈者佳）九斤

将大黄末一斤放入净锅，下米醋三斤，文火熬之，用长木箸不住手搅之成膏。再加醋三斤熬，又加醋三斤，次第加毕，然后下黑豆汁三碗，再熬。次下苏木汁，次下红花汁，熬成大黄膏。取入瓦盆盛之，大黄锅巴亦铲下，入后药同磨。

人参　当归（酒洗）　川芎（酒洗）　香附（醋炒）　延胡索（酒炒）　苍术（米泔浸炒）　蒲黄（隔纸炒）　茯苓　桃仁（去皮、尖、油）各一两　川牛膝（酒洗）五钱　炙甘草　地榆（酒洗）　川羌活　广橘红　白芍（酒洗）各五钱　木瓜　青皮各三钱　乳香　没药各二钱　益母草三两　木香四钱　白术（米泔浸炒）三钱　乌药（去皮）二两五钱　良姜四钱　马鞭草五钱　秋葵子三钱　熟地（酒浸，九次蒸晒，如法制就）一两　三棱（醋浸透，纸裹煨）五钱　五灵脂（醋煮化，焙干，研细）五钱　山萸肉（酒浸蒸捣）五钱

上三十味，同前黑豆壳共晒为末，入石臼内，下大黄膏拌匀，再下炼熟蜜一斤，共捣千杵，取起为丸。每丸重二钱七八分，静室阴干，须二十余日。不可日晒，不可火烘，干后只重二钱有零。铄蜡护之，即蜡丸也。用时去蜡壳调服。

医宗金鉴卷四十九

乳证门

乳汁不行证治

加味四物汤

【原文】　　　　产后血虚乳汁少，四物花粉不留行，

木通猪蹄汤熬服，葱白煎汤乳房淋。

〖注〗产后乳汁不行，因去血过多，血少不行者，宜四物汤加花粉、王不留行、木通、猪蹄熬汤，煎药服。外用葱白煎汤，时时淋洗乳房，以通其气。

【提要】概述了乳汁不行证的病因病机及加味四物汤在此证的应用。

【白话文】

产妇因素体气血亏虚，或脾胃虚弱，气血生化不足，或产后操劳过度，耗伤气血，复因分娩失血耗气，以致气血虚弱，不能化生乳汁，因而乳汁甚少或无乳可下。我们可以用加味四物汤煎服，其中当归、白芍、熟地、天花粉、猪蹄养血滋阴生乳，王不留行、木通通络下乳，

川芎活血行气使补而不滞，全方共奏补血滋阴、通络下乳之效。另外还可用葱白煎汤清洗乳房以通气下乳。

涌泉散

【原文】　　气脉壅塞乳胀痛，涌泉散用白丁香。

王不留行天花粉，漏芦僵蚕猪蹄汤。

〖注〗产后乳汁不行，因瘀血停留，气脉壅滞者，其乳必胀痛。宜用涌泉散，即白丁香、王不留行、花粉、漏芦、僵蚕、猪蹄汤煎服也。

【提要】概述了涌泉散在乳汁不行中的应用。

【白话文】

妇人因素性抑郁，加之产时失血，肝失所养，肝郁更甚；或产后情志不遂，肝失条达，气机不畅，致乳络不通、乳汁运行不畅、气血瘀滞，故乳房胀满而痛。可以用涌泉散治疗，方中天花粉滋阴增液，猪蹄补血滋养通乳，王不留行、漏芦通络下乳，白丁香和乳消壅，僵蚕通络散结，全方共奏通络行乳之效。

【医案助读】

某某，女，41岁。2017年7月17日初诊。以"足月剖宫产后乳汁稀少10余天"来杨廉方老师处就诊。病人自诉10余天前，在某院行剖宫产术术后伤口恢复良好，但是母乳稀少，而且淡而清稀，多种方法治疗后效果寸无，颇为痛苦。刻诊：乳汁稀少，且淡而清稀，双侧乳房胀硬疼痛，面色不华，纳食差，夜间休息可，大小便正常，舌质淡、舌边有齿痕，脉弦细。平素病人性情急躁，既往有乳腺增生病史多年，头胎乳汁也少，靠奶粉哺育。中医诊断：产后缺乳。辨证：肝气郁结，气血不足，乳络不通。治法：疏肝理气，养血活血，散结通络。主方：下乳涌泉散。方药：穿山甲 9g（先煎），路路通 15g，夏枯草 30g，当归 15g，熟地黄 15g，川芎 10g，白芍 18g，白芷 6g，醋北柴胡 18g，青皮 10g，通草 12g，桔梗 3g，王不留行 12g，甘草片 6g。2 剂。每日 1 剂，水煎 600ml，分 3 次口服。

2017 年 7 月 22 日二诊：诉口服药物后乳汁较前增多，但是仍然不能满足婴儿需要。纳食可，夜间休息一般，大小便正常。舌质淡、舌边有齿痕，脉细。方证对应，已经显效，故上方合用滋乳汤。方药：生黄芪 30g，当归 15g，知母 10g，玄参 18g，穿山甲 9g（先煎），路路通 15g，王不留行 15g，丝瓜络 15g，熟地黄 15g，川芎 10g，白芍 18g，白芷 12g，通草 12g，漏芦 15g，桔梗 3g，北柴胡 18g，青皮 10g，甘草片 3g。5 剂。每日 1 剂，水煎 600ml，分 3 次口服。同时嘱咐病人在服药时适当补充豆类、鸡、鱼等营养物质，注意培养、锻炼婴儿吸吮母乳的能力和习惯，采用正确的哺乳姿势。

2017 年 8 月 3 日电话随访病人，诉奶水已经充足，完全能满足小儿需要。告愈。[黄竹，罗雁方，杨英姿，等.杨廉方治疗产后缺乳经验浅析.中国民间疗法，2018，26（3）：105-106.]

乳汁自涌证治

免怀散　麦芽煎

【原文】　　　　产后乳汁暴涌出，十全大补倍参芪。

食少乳多欲回乳，免怀红花归芎膝。

无儿食乳乳欲断，炒麦芽汤频服宜。

〖注〗产后乳汁暴涌不止者，乃气血大虚，宜十全大补汤，倍用人参、黄芪。若食少乳多，欲回其乳者，宜免怀散，即红花、归尾、赤芍、牛膝也；若无儿食乳，欲断乳者，用麦芽炒熟，熬汤作茶饮之。

【提要】概述了乳汁自涌证的病因病机和辨证论治。

【白话文】

产妇因产耗气伤血，中气不足；或饮食劳倦伤脾，脾胃虚弱，摄纳无权，而致乳汁随化随出，暴涌不止。气血大虚者可以用十全大补汤，倍用人参、黄芪，以增强温补气血之功；若食少乳多，欲回乳者，可以用免怀散，方中红花、当归尾、赤芍、川牛膝通其月经，引血下行，以使乳汁减少，乳汁不行，达到回乳之效；若无儿食乳，欲断乳者，可以用大剂量的炒麦芽煎汤当做茶饮多次服用。

乳证总括

【原文】　　　　乳房忽然红肿痛，往来寒热乳痈成。

乳被儿吹因结核，坚硬不通吹乳名。

初起结核不肿痛，年深内溃乳岩凶。

乳头生疮名妬乳，细长垂痛乳悬称。

〖注〗妇人乳房忽然红肿坚硬疼痛，憎寒壮热，头痛者，此欲成乳痈也。

若乳儿之时，乳被儿口中气吹，以致乳管不通结核者，名曰吹乳。

更有乳内结核如围棋子，不肿不痛，但坚硬不散，日久内溃者，谓之乳岩，其证甚凶。

若乳头生小细疮痛者，为妬乳。

若瘀血上攻，乳房忽然细小下垂，长过于腹，此名乳悬，惟产后有之。

【提要】概述了乳证的各种分型及临床表现。

【白话文】

妇人乳房突然红肿结块、肿胀疼痛，伴有全身发热、寒战、头痛等症状，此为乳痈化脓的征象。

若发生在哺乳期者，婴儿吮乳时咬伤乳头，或含乳而睡，口鼻气外吹乳头引起乳管不通、坚硬如核者，名曰吹乳。

起初乳房肿块，质地坚硬，表面不平，边界不清，推之不移，按之不痛，晚期溃烂或凸如泛莲，或凹如岩穴，称之为乳岩，病势凶险。

若妇女两乳胀硬疼痛或乳头生疮者，名曰妬乳。

妇女产后两乳房下垂过长，甚至伸长过腹，且伴疼痛，或疼痛难忍者，称之为乳悬，多因孕妇产后瘀血上攻，或胃虚血燥所致。

乳痈证治

消毒饮

【原文】   乳痈初起消毒饮，青芷归柴浙贝蚕。

花粉银花甘草节，寒热荆防羌独添。

脓成皂刺穿山甲，溃后益气养荣煎。

〔注〕乳痈乃阳明、厥阴二经，风热壅盛。初起宜服消毒饮，即青皮、白芷、当归、柴胡、浙贝母、僵蚕、花粉、金银花、甘草节也。若兼憎寒壮热者，加荆芥、防风、羌活、独活，以解散之；若服后不消，其脓已成者，宜加皂角刺、穿山甲，以穿发之；若溃后气血虚者，宜益气养荣汤培补之。他如溃久脓清不敛，又须急服大剂参、芪、桂、附矣。

益气养荣汤方见首卷汇方内

【提要】概述了乳痈的辨证论治。

【白话文】

乳痈初起乳房部疼痛肿胀，局部有肿块或无肿块，皮色或白或红，多数有恶寒发热、战栗。依经脉循行分布，乳头属足厥阴肝经，乳房属足阳明胃经，若肝气不舒，胃热壅滞，肝胃不和，以致经络阻塞，气滞血瘀，邪热蕴结。此时应疏肝清热，和营通乳。宜服消毒饮，方中金银花清热解毒，柴胡、青皮、甘草疏泄肝阴、疏肝理气清胃以通瘀滞，白芷、贝母、当归、僵蚕、天花粉清解邪热、解毒透表。若往来寒热、恶寒战栗，表证重者加荆芥、防风、羌活、独活，以增加解表清热的功效；若病人没有及时就医，延误病情，失去最佳治疗时期，从郁乳期发展到酿脓期，此时宜加用皂角刺、穿山甲消肿排脓；若到了溃脓期，脓肿溃后气血两虚者，宜用益气养荣汤大补气血。

吹乳证治

瓜蒌散　外敷法

【原文】　　　吹乳结核瓜蒌散，乳没归甘用酒熬。

　　　　　　　更加皂刺名立效，已成脓溃未成消。

　　　　　　　外敷星夏蚕芷刺，草乌为末蜜葱调。

〖注〗吹乳结核不散者，当早消之，久则成痈。宜用瓜蒌散，即瓜蒌实、乳香、没药、当归、甘草，酒熬服也。若服后不散者，加皂角刺，名立效散，脓成者溃，未成者消。外用南星、半夏、僵蚕、白芷、皂角刺、草乌为末，用葱汁合蜜调敷。

【提要】概述吹乳证的辨证论治。

【白话文】

吹乳证，乳房肿块疼痛，当及时治疗。若经久不消，气血瘀滞恐成乳痈。宜用瓜蒌散，活血止痛，消肿散结。方中乳香、没药活血止痛，瓜蒌实消肿软坚散结，当归补血活血，甘草清热解毒，用酒熬服可加强行气活血止痛之功效。若服用后肿块不散者，可以加用皂角刺增强消肿排脓之功，名曰立效散，脓成者溃，未成者消。另外还可以外用南星、半夏、僵蚕、白芷、皂角刺、草乌，用葱汁合蜜研末调敷。

乳岩证治

十六味流气饮　青皮甘草散

【原文】　　　乳岩郁怒损肝脾，流气饮归芍参芪。

苄防苏芷枳桔草，槟榔乌朴桂通随。

外熨木香生地饼，青皮甘草服无时。

溃后不愈须培补，十全八珍或归脾。

〖注〗乳岩之证，初起结核如围棋子大，不痛不痒，五七年，或十余年，从内溃破，嵌空玲珑，洞窍深陷，有如山岩，故名乳岩。皆缘抑郁不舒，或性急多怒，损伤肝脾所致。宜速服十六味流气饮，其方即当归、白芍、人参、黄芪、川芎、防风、苏叶、白芷、枳壳、桔梗、甘草、槟榔、乌药、厚朴、官桂、木通。外以木香、生地捣饼，以热器熨之，且不时以青皮、甘草为末，煎浓姜汤调服。戒七情，远荤味，解开郁怒，方始能愈。若溃后久不愈，惟宜培补其气血，或十全大补汤、八珍汤、归脾汤选用之。

十全大补汤　八珍汤　归脾汤方俱见首卷

【提要】概述了乳岩的病因病机及辨证论治。

【白话文】

乳岩证，起初乳房肿块，质地坚硬，表面不平，边界不清，推之不移，按之不痛，晚期溃烂或凸如泛莲，或凹如岩穴，所以称之为乳岩，病势凶险。多生于妇女。因郁怒伤肝，思虑伤脾，以致气滞痰凝而成；或冲任二经失调，气滞血凝而生。宜即服十六味流气饮，方中兹以风药防风、白芷从其性；气药川芎、木香、紫苏、槟榔、厚朴、桔梗、乌药、枳壳以行其滞，人参、黄芪、当归、白芍以补气血；官桂血药以和血脉，甘草清热解毒、调和诸药。全方共奏益气养血、理气散结之功。另外可以用木香、生地捣饼外敷热熨，且不时以青皮、甘草为末，浓煎生姜汤调服。切记戒七情，远荤味，解郁怒，方始能愈。若乳岩溃后久久不愈，急需培补其气血，方选十全大补汤、八珍汤或归脾汤以益气养血。

妒乳乳悬证治

鹿角散　连翘散

【原文】　妒乳甘草鹿角散，鸡子黄调炙敷之。
连翘散防升元芍，菝射硝黄甘杏宜。
瘀血上攻乳悬证，芎归汤饮更熏鼻。
不应蓖麻贴顶上，乳收即去莫迟迟。

〖注〗乳头生疮，谓之妒乳。宜鹿角散敷之，即鹿角、甘草为末，鸡子黄调铜器内，炙敷之。内服连翘散，即防风、升麻、玄参、白芍、白菝、射干、芒硝、大黄、甘草、杏仁也。

若产后瘀血上攻，两乳细长，下垂过腹者，谓之乳悬。宜浓煎芎归汤，不时饮之，以其余药熏鼻，则瘀散乳即上升。如不上者，更以蓖麻仁捣贴顶心，收即去之。

芎归饮即佛手散，方见首卷

【提要】概述了妬乳、乳悬的临床表现及辨证论治。

【白话文】

若妇女两乳胀硬疼痛或乳头生疮者，名曰妬乳，多指乳痈早期，但见乳汁郁结而未成痈之证候。治宜清热解毒。方用连翘散，方中防风、升麻、玄参、白芍、白蔹、射干、芒硝、大黄、甘草、杏仁。如有破溃者，外敷鹿角散，即用鹿角、甘草为末，鸡子黄调，热敷患处。

若妇女产后两乳房下垂过长，甚至伸长过腹，且伴疼痛，或疼痛难忍者，称之为乳悬，多因孕妇产后瘀血上攻，或胃虚血燥所致。宜浓煎芎归汤活血化瘀，不时饮用，用其余药熏鼻，则瘀散乳即上升；若不升者，用蓖麻仁捣碎贴于头顶心，乳收后即去之。

乳证门汇方

加味四物汤

当归　白芍　熟地　川芎　天花粉　王不留行_炒　木通_{各二钱}
上猪蹄熬汤，煎药服。

涌泉散

白丁香　王不留行　天花粉　漏芦_{各一钱}
上猪蹄汤煎服。

免怀散

红花　赤芍　当归尾　川牛膝_{各二钱}
上锉，水煎服。

麦芽煎

麦芽_{三两}

上一味，水煎做茶饮。

消毒饮

青皮　白芷　当归　柴胡　浙贝母　僵蚕　天花粉　金银花　甘草_{各等份}

上锉，水煎服。

瓜蒌散

瓜蒌　乳香　没药　当归　甘草_{各等份}

上为末，酒煎服。加皂角刺，名立效散。

十六味流气饮

当归　白芍　人参　黄芪_{各二钱}　川芎　防风　紫苏叶　白芷
枳壳　桔梗_{各一钱}　甘草　槟榔_{各五分}　乌药　厚朴　官桂　木通_{各八分}

上锉，每服五钱，水煎服。

青皮甘草散

青皮　甘草_{各一钱}

上为末，煎浓姜汤调服。

鹿角散

鹿角　甘草_{各等份}

上为末，用鸡子黄调铜器内，炙敷之。

连翘散

防风　玄参各二钱　白蔹　芒硝　大黄　射干　白芍各一钱　升麻
甘草五分　杏仁二十粒

上锉，姜、水煎服。

前阴诸证门

阴肿证治

龙胆泻肝汤　熏洗法　腾熨法

【原文】　　妇人疝瘕两拗痛，玉门肿胀坠而疼。

湿热龙胆泻肝治，导赤车前泽泻芩。

当归栀子龙胆草，气虚下陷补中升。

艾防大戟熬汤洗，枳实陈皮炒热腾。

〔注〕妇人子户肿胀坠痛，及两拗疼痛者，谓之疝瘕。乃肝、心二经火盛，
湿热下流所致。宜服龙胆泻肝汤，其方即导赤散（生地、木通、甘草）再加车
前子、泽泻、黄芩、当归、黑栀子、龙胆草也。

若因中气素虚，下陷重坠者，用补中益气汤以升举之；外用蕲艾、防风、
大戟熬汤熏洗，更以枳实、陈皮二叶为末，炒热腾之，其肿自消而痛自定也。

补中益气汤方见首卷

【提要】概述了阴肿证的临床表现、病因病机及治疗方法。

【白话文】

妇人外阴部及外阴一侧或两侧，肿胀坠痛，甚则蕴而化脓者称为外阴肿痛。乃肝、心二经火盛，湿热下流所致。宜服龙胆泻肝汤，清泻肝胆实火，清利肝经湿热。方中龙胆草大苦大寒，既能清利肝胆实火，又能清利肝经湿热，故为君药。黄芩、栀子苦寒泻火，燥湿清热，共为臣药。泽泻、木通、车前子渗湿泄热，导热下行；实火所伤，损伤阴血，当归、生地养血滋阴，邪去而不伤阴血，共为佐药。柴胡舒畅肝经之气，引诸药归肝经；甘草调和诸药，共为佐使药。

若因中气素虚，下陷重坠者，用补中益气汤以升举之；外用蕲艾、防风、大戟熬汤熏洗；更以枳实、陈皮二叶为末，炒热腾熨，其肿自消而痛自定也。

阴痛证治

加味逍遥散　乳香四物敷法

【原文】　　　　阴中痛名小户嫁，痛极手足不能舒。

内服加味逍遥散，四物乳香捣饼敷。

〖注〗妇人阴中作痛，名小户嫁痛，痛极往往手足不能伸舒。由郁热伤损肝脾，湿热下注所致。宜内服逍遥散加丹皮、栀子；外以四物汤料合乳香捣饼，纳阴中，其痛即定。

逍遥散　四物汤方俱见首卷

【提要】概述了阴痛证的临床表现、病因病机及治疗方法。

【白话文】

女子阴中或阴户抽掣疼痛，甚或连及少腹为主要表现的称阴痛，又名小户嫁痛，痛甚时往往手足不能伸舒。多因肝经郁热，脾虚聚湿，湿热下注所致。治宜清热利湿。用加味逍遥散内服，本方即逍遥散加牡丹皮、栀子而成，在逍遥散的基础上加重了清解郁热功能。方中逍遥散疏肝解郁；加牡丹皮，能入肝胆血分者，清泄肝胆之热邪；加栀子，亦入营分，能引上焦心肺之热下行；二味配合逍遥散，自能解郁散火，火退则诸症皆愈。外用四物汤料合乳香捣饼，纳入阴中，其痛立即缓解。

阴痒证治

桃仁雄黄膏

【原文】　　　　湿热生虫阴户痒，内服逍遥龙胆方。

桃仁膏合雄黄末，鸡肝切片纳中央。

〖注〗妇人阴痒，多因湿热生虫。甚则肢体倦怠，小便淋漓。宜服逍遥散、龙胆泻肝汤。外以桃仁研膏，合雄黄末、鸡肝切片，醮药纳户中。其虫一闻肝腥，皆钻肝内吮食，将肝提出，其病即愈。

逍遥散方见首卷

龙胆泻肝汤方见前阴肿条

【提要】概述了阴痒证的临床表现、病因病机及治疗方法。

【白话文】

妇女外阴瘙痒，甚则痒痛难忍，坐卧不宁，或伴带下增多等，多因湿热生虫；甚则肢体倦怠，小便淋漓。宜服逍遥散、龙胆泻肝汤；以桃仁研膏合雄黄末，鸡肝切片，醮药纳阴中，其虫一闻肝腥，皆钻肝内吮食，后将肝提出，其病即愈。

【医案助读】

焦某某，女，22岁，未婚，售货员。1972年4月13日诊。病人5年来，带下量多，经常头痛头晕，口苦，1968年曾因带下量多、阴肿，而卧床治疗3个月，虽经诊治，一直未愈。现症头痛头晕，善怒、太息，心烦口苦；带下微黄，量多，质稠黏，臭秽难闻，日换内衣3～4次；尿道灼痛，外阴肿烂痒痛，行走极为不便，大便秘结，小便黄赤；舌质红、苔黄腻，脉弦数。证系肝胆湿热，循经下注，致使带下阴肿。治宜清利湿热，方以龙胆泻肝汤加减：龙胆草12g，栀子9g，黄芩9g，柴胡9g，紫参15g，川楝子12g，白果仁9g，薏苡仁30g，生地15g，木通6g，泽泻9g，车前子15g。水煎服，日1剂。并嘱其用高锰酸钾1:10000溶液温水坐浴，注意外阴清洁。经服上方6剂，白带明显减少，外阴肿烂已消，症状十去其八。停服汤剂，改服龙胆泻肝丸，每次1袋（9g），日服2次。服10袋病愈。[孟振海.龙胆泻肝汤的临床应用.河北中医，1981，（4）：29，52-53.]

阴挺证治

蛇床洗法　藜芦敷法

【原文】　　　阴挺下脱即癫疝，突物如蛇或如菌。

湿热肿痛溺赤数，气虚重坠便长清。

气虚补中青栀入，湿热龙胆泻肝寻。

外熬蛇床乌梅洗，猪油藜芦敷自升。

〖注〗妇人阴挺，或因胞络伤损，或因分娩用力太过，或因气虚下陷，湿热下注，阴中突出一物如蛇，或如菌如鸡冠者，即古之癫疝类也。属热者，必肿痛小便赤数，宜龙胆泻肝汤；属虚者，必重坠小便清长，宜补中益气汤加青皮、栀子。外用蛇床子、乌梅熬水熏洗之；更以猪油调藜芦末敷之，无不愈者。

龙胆泻肝汤方见前阴肿条

补中益气汤方见首卷

【提要】概述了阴挺证的临床表现、病因病机及辨证论治。

【白话文】

妇女子宫下脱，甚则脱出阴户之外，或者阴道壁膨出，称为阴挺，多因胞络伤损，或因分娩用力太过，或因气虚下陷，湿热下注，阴中突出一物如蛇，或如菌如鸡冠者，即古之癫疝类也。湿热者，必肿痛、小便赤数，宜龙胆泻肝汤；气虚者，必重坠、小便清长，宜补中益气汤加青皮、栀子。外用蛇床子、乌梅熬水熏洗之；更以猪油调藜芦末敷之，无不愈者。

阴疮证治

加味四物汤

【原文】　　　　蟨蚀成疮脓水淋，时痛时痒若虫行。

少腹胀闷溺赤涩，食少体倦晡热蒸。

四物柴栀丹胆草，溃腐逍遥坠补中。

〖注〗妇人阴疮，名曰蟨蚀。由七情郁火伤损肝脾，气血凝滞，湿热下注，久而虫生；虫蚀成疮，脓水淋漓，时疼时痒，有若虫行；少腹胀闷，溺赤频数，食少体倦，内热晡热，经候不调，赤白带下。种种证见，宜分治之。肿痛者，用四物汤加柴胡、栀子、龙胆草；若溃烂出水而痛者，用加味逍遥散；若重坠者，用补中益气汤。

加味逍遥散方见前阴痛条

四物汤　补中益气汤方俱见首卷

【提要】概述了阴疮的临床表现、病因病机及辨证论治。

【白话文】

妇人外阴部结块红肿，或溃烂成疮、黄水淋漓，局部或痛或痒，甚则溃疡如虫蚀者，称"阴疮"，多因七情郁火损伤肝脾，气血凝滞，湿热下注，久而生虫。若少腹胀闷，小便色赤频数，食少体倦，内热晡热，经候不调，赤白带下，种种见证，宜分别对待治疗。肿痛者，用四物汤加柴胡、栀子、龙胆草；若溃烂出水而痛者，用加味逍遥散；若外阴重坠者，用补中益气汤。

阴痔证治

乌头熏法

【原文】　　　　　阴中突肉名阴痔，或名茄子疾俗称。

黄水易治白难治，乌头存性醋熬熏。

内服逍遥与龙胆，补中归脾酌量行。

〖注〗妇人阴中有肉突出者，名曰阴痔，俗称茄子疾也。流黄水者易治，流白水者难治。用乌头烧存性，酽醋熬熏。内服逍遥散、补中益气汤、归脾汤，量其虚实，酌而行之。

逍遥散　补中益气汤　归脾汤 方俱见首卷

【提要】概述了阴痔的临床表现及治法用药。

【白话文】

妇人阴中有肉突出者，名曰阴痔，俗称茄子疾。流黄水者易治，流白水者难治。治疗此证，用乌头烧存性，酽醋熬熏。内服逍遥散、龙胆泻肝汤、补中益气汤、归脾汤，根据其虚实，酌而行之。

阴冷证治

温中坐药

【原文】　　　　　阴冷风寒客子脏，桂附地黄丸最宜。

远志干姜蛇床子，吴萸为末裹纳之。

〖注〗妇人阴冷，皆由风寒乘虚客于子脏，久之血凝气滞，多变他证，且艰于受孕。宜多服桂附地黄丸；外以远志、干姜、蛇床子、吴茱萸研细，绵裹纳阴中，日二易。

桂附地黄丸方见首卷

【提要】概述了阴冷的病因病机及用药用法。

【白话文】

妇人自觉外阴及阴中寒冷，甚则冷及少腹、尻股之间者，称"阴冷"，皆由风寒乘虚客于胞宫，久之血凝气滞，多变他证，且艰于受孕。宜多服桂附地黄丸，温补肾阳；外以远志、干姜、蛇床子、吴茱萸研细，每取绵裹，纳阴中，良久如火热，一日两次。

阴吹证治

膏发煎

【原文】　　　　胃气下泄阴吹喧，《金匮》方用膏发煎。

猪膏乱发同煎服，导从溺去法通元。

气虚下陷大补治，升提下陷升柴添。

〖注〗妇人阴吹者，阴中时时气出有声，如谷道转矢气状，《金匮》谓由谷气实，胃气下泄。用膏发煎，即猪膏煎乱发服也。导病从小便而出，其法甚奥。若气血大虚，中气下陷者，宜十全大补汤加升麻、柴胡，以升提之。

十全大补汤方见首卷

【提要】概述了阴吹的临床表现及辨证论治。

【白话文】

阴吹是指阴中时有排气如矢气之状，甚或带有响声的证候。《金匮要略》用膏发煎，即猪膏煎乱发服下。猪油润肠而养阴、乱发（血余）入血而利水，此方多用于治疗谷气实、中焦气机不畅之阴吹，导病从小便而出，其法甚奥。若气血大虚，中气下陷者，宜十全大补汤加升麻、柴胡，以升提之。

交接出血证治

加味归脾汤　桂心釜墨散

【原文】　　　　交接出血伤心脾，伏龙肝末入归脾。

《千金》桂心釜底墨，酒服方寸匕相宜。

〖注〗妇人每交接辄出血者，由伤损心、脾二经也。宜用归脾汤加伏龙肝煎服，或用《千金方》中桂心、釜底墨二味为末，酒冲服方寸匕，自愈。

归脾汤方见首卷

【提要】概述了交接出血的病因病机及用药用法。

【白话文】

女子每逢性交即发生阴道流血者，多因肝火妄动不能藏血，脾虚不能摄血，或交媾损伤心脾所致。治宜调补肝脾，方用归脾汤加伏龙肝；或用《备急千金要方》桂心釜墨散，即桂心、釜底墨各等份为末，每服方寸匕，酒送下，服后自愈。

前阴诸证门汇方

龙胆泻肝汤

木通　车前子_{各一钱五分}　泽泻　黄芩　当归　生地_{各二钱}　黑栀仁　龙胆草_{各一钱}　生甘草_{五分}

上灯草一团，水煎服。

洗　方

防风_{三钱}　蕲艾_{一团}　大戟_{一钱}

上熬汤熏洗。

腾　方

枳实　广皮_{各等份}

上为末，炒热腾之。

敷　方

四物汤_{一料}　乳香_{一钱}

上捣饼，纳户中，其痛即定。

桃仁雄黄膏

桃仁（研膏）_{五钱}　雄黄末_{三钱}

上二味研匀，用鸡肫肝切片，蘸药纳户中，其虫即钻入肝，而痒自止。

阴挺洗法

蛇床子_{五钱}　乌梅_{九枚}

上二味，熬汤乘热熏洗。

阴挺敷方

藜芦_{为末}

上用猪脂油调敷，自收。

阴痔熏法

乌头

上用酽醋熬熏，自消。

温中坐药方

远志　干姜　吴茱萸　蛇床子_{各等份}

上为末，绵裹纳户内，一日两次换。

膏发煎

妇人乱发_{一团}

上用猪膏熬化服之，小便利则愈。

桂心釜墨散

桂心　釜底墨_{各等份}

上二味为末，酒服方寸匕。

杂证门

热入血室

【原文】　　　热入血室经适断，邪热乘虚血室潜。

寒热有时如疟状，小柴胡加归地丹。

〖注〗《金匮》云：妇人中风七八日，续来寒热，发作有时，经水适断，此为热入血室，其血必结，故使如疟状，发作有时，小柴胡汤主之。此言邪热未尽，值经来，乘虚入于血室之间而潜藏之，故令血结，而寒热有时如疟状也。血室肝主之，肝与胆为表里，胆因肝受邪而病寒热，故用小柴胡汤主之也；加当归、生地、丹皮者，所以清血分之热也。

小柴胡汤方见首卷柴胡四物汤注中

【提要】概述了热入血室、经水适断的病因病机、临床表现及辨证论治。

【白话文】

妇女经期、产后或施行人流、引产术后等，在血室（子宫）空虚之际，感受外邪，若正值经期，经水则断，此为热入血室，其血必结。症见发热恶寒，发作有时如疟状。血室肝主之，肝与胆为表里，胆因肝受邪而病寒热。故用小柴胡汤和解表里，加用当归、生地、牡丹皮，以清血分之热。

【原文】　　　　　热入血室经适来，昼日明了夜谵妄。

无犯胃气上二焦，热随血去自无恙。

【注】《金匮》云：妇人伤寒发热，经水适来，昼日明了，夜则谵语，如见鬼状，此为热入血室。治之，无犯胃气及上二焦，必自愈也。此言热虽入于血室，然经行不断，则热不留结，勿谓谵妄，遂以硝黄犯其胃气刺伤荣血，小柴和解犯上二焦。但俟其热随血去，病必自愈。《伤寒论》曰：血自下，下者愈。此之谓也。

【提要】概述了热入血室、经水适来的病因病机、临床表现及辨证论治。

【白话文】

若热虽入于血室（子宫），然经行不断，说明热不留结；若见白天神志清醒、夜晚则胡言乱语、神志异常等，是没有伤及胃气及中上二焦，更不能认定为谵妄。无须用芒硝、大黄伤其胃气刺伤荣血、用小柴胡和解犯上二焦，只要热随血去，疾病自然会痊愈。就如《伤寒论》"血自下，下者愈"说的就是这个道理。

刺期门法　清热行血汤

【原文】　　　　　热入血室成结胸，下血谵语头汗出。

二者皆当刺期门，随其实取泄而去。

清热行血桃红丹，灵脂地草穿山赤。

〖注〗《金匮》云：妇人中风发热恶寒，经水适来，得七八日热除，脉迟身凉，胸胁满，如结胸状，谵语者，此为热入血室也。当刺期门，随其实而取之。又云：阳明病下血谵语者，此为热入血室，但头汗出，当刺期门，随其实而泻之，濈然汗出者愈。此二条，一言适来即断，血结在里为实证；一言阳明病亦有热入血室，但下血、头汗出为不同，故为热入血室，亦由肝实，故均谓当刺期门也。不能刺者，以清热行血汤治之，其方即桃仁、红花、丹皮、五灵脂、生地、甘草、穿山甲、赤芍也。

合四证观之，大抵有寒热如疟之证，方可用小柴胡。否则或不药自愈，或刺期门而清热行血，以随其实而泻之，此仲景心法也，不得概以小柴胡治之也。

【提要】概述了热入血室的辨证分型及治法方药，不可一味用小柴胡汤。

【白话文】

《金匮要略》中讲，若妇人症见感受风邪，发热恶寒，经水适来，得七八日热除，而脉迟身凉，为邪气内结；胸腹胀满疼痛，手不可近之证，谓之结胸；谵语者，此为热入血室。当刺期门，随证之实而取穴治疗。又提到，"阳明病下血谵语者，此为热入血室，但头汗出，当刺期门，随其实而泻之，濈然汗出者愈。"这两条，一言适来即断，血结在里为实证；一言阳明病亦有热入血室，但下血、头汗出为不同，故为热入血室，亦由肝实，故均谓当刺期门也。不能刺者，宜用清热行血汤治之，方中桃仁、红花、牡丹皮、五灵脂、生地、甘草、穿山甲、赤芍共奏清热行血之效。

以上四个证候，有寒热如疟之证，才可用小柴胡汤。或不药自愈，或刺期门或服用清热行血汤、随其实而泻之，此仲景心法，不得概以小柴胡汤治之。

血分水分总括

【原文】　　　　经水先闭后病肿，任冲寒湿血壅经。

先发水肿后经闭，水溢皮肤泛滥行。

血分难医水易治，二者详参要辨明。

〖注〗妇人经水先闭后病肿者，乃寒湿伤于冲、任，血壅经隧也，名曰血分。先病肿，而后经闭者，乃土不制水，水邪泛滥，溢于皮肤也，名曰水分。血分难治，水分易治，二者须当详辨。

【提要】概述了水分证、血分证的病因病机以及二者的区别。

【白话文】

妇人由于经闭日久、血行瘀滞，而致水道不利出现水肿等症状者便是血分病，是因为寒湿伤于冲、任，血壅经隧。如果是先病水肿，由于水液内停，阻滞血道，而出现经闭者，乃土不制水，水邪泛滥，溢于皮肤，名曰水分。水分证，因病位尚在轻浅阶段，故治疗相对容易；血分证则水肿与血瘀均较明显，其病位深，病情重，病因复杂，故此病难治。二者须当注意区分。

血分证治

加味小调经散

【原文】　　　　血分血壅不能行，四肢浮肿病非轻。

但使经通肿自散，红丹膝入小调经。

〖注〗血分肿，乃血壅不行，流于四肢，故令浮肿。此不必治肿，但调其经，经通其肿自消，宜小调经散加红花、丹皮、牛膝治之。

小调经散 方见产后门浮肿

【提要】概述了血分证的病因病机、临床特征、治法治则及用药。

【白话文】

凡由于血行瘀滞而致水道不利出现水肿等症状者便是血分病。此血分肿，乃血行不畅，流于四肢，故令浮肿。此时不必先治肿，应先调其月经，经通则肿自消。可以用小调经散加红花、牡丹皮、牛膝，共奏行血消肿通经之效。

水分证治

茯苓导水汤

【原文】　　　先肿后闭名水分，停饮膀胱气不行。

水消肿退经自至，茯苓导水效通神。

〖注〗水分肿，乃水饮内停，膀胱之气化不行，水溢皮肤，故令浮肿经闭也。此但宜治水，水消肿退，其经自通，用茯苓导水丸治之。

茯苓导水汤 方见胎前门子肿条

【提要】概述了水分证的病因病机、临床特征、治法治则及用药。

【白话文】

水分证是先病水肿，而后出现妇人的经闭，乃因脾虚不能制水，水饮内停，膀胱行水化气功能减弱，以致水气分散经血、水泛流溢于皮肤，故令浮肿经闭。治宜健脾清水为主，水去则肿自消，月经亦自通，方用茯苓导水汤。

梦与鬼交证治

加味归脾汤

【原文】　　　　独笑独悲畏见人，神虚夜梦鬼邪侵。

　　　　　　　　归脾汤调辰砂珀，定志清心魂魄宁。

〖注〗妇人七情内伤，亏损心脾，神无所护，鬼邪干正，魂魄不宁，故夜梦鬼交；独笑独悲，如有对忤，是其候也。宜用归脾汤，调辰砂、琥珀末服之，则志定心清，魂魄安而无邪梦矣！

归脾汤方见首卷

【提要】概述了梦与鬼交证的发病机制、治法治则及辨证用药。

【白话文】

人禀五行正气以生，气正则正，气邪则邪；气强则神旺，气衰则鬼生。妇人七情内伤，亏损心脾，神无所护，鬼邪干正，魂魄不宁。故夜梦鬼交，或言笑不常，或喜幽寂不欲见人，或无故悲泣；而面色不变或面带桃花；其脉息则乍疏乍数、三五不调，或伏沉，或促结，或弦细，此皆妖邪之候。若失于调理，久之不愈，则精血日败，真阴日损。故凡病生于心者，当先以静心为主，神动者安其神、定其志；精滑者固其精、养其阴，尤当以培补脾肾，要约门户，以助生气为主。故宜用归脾汤养血安神、补益心脾，调辰砂、琥珀末服之，则志定心清、魂魄安静而无邪梦矣！

梅核气证治

半夏厚朴汤

【原文】　　　妇人咽中如炙脔，或如梅核结咽间。

半夏厚朴汤最效，半朴苏茯姜引煎。

〖注〗《千金方》云：咽中帖帖如有炙肉，吐之不出，吞之不下，即所谓咽中如有炙脔也，俗名梅核气。盖因内伤七情，外伤寒冷所致。宜用《金匮》半夏厚朴汤主之，即半夏、厚朴、苏叶、茯苓、生姜煎也。

【提要】概述了梅核气的病因病机、临床特征及辨证用药。

【白话文】

妇人因情志不遂，肝气郁滞，痰气互结，停聚于咽所致，以咽中似有梅核阻塞、咯之不出、咽之不下、时发时止为主要表现的疾病，称之为梅核气。临床以咽喉中有异常感觉，但不影响进食为特征。若因内伤七情、外伤寒冷所致者，宜用《金匮要略》半夏厚朴汤治之，方中半夏散结除痰，厚朴降气除满，紫苏宽中散郁，茯苓健脾渗湿除痰，生姜降逆止呕，合而用之具行气开郁、降逆化痰之功。

血风疮证治

加味逍遥散

【原文】　　　　遍身疙瘩如丹毒，痒痛无时搔作疮。

血风风湿兼血燥，加味逍遥连地方。

愈后白屑肌肤强，血虚不润养荣汤。

〖注〗妇人血风疮证，遍身起疙瘩，如丹毒状，或痒或痛，搔之则成疮，由风湿血燥所致。宜用加味逍遥散加黄连、生地。如疮结痂而愈，复起白屑，肌肤强硬者，乃血少不润也，宜服益气养荣汤。

加味逍遥散方见前阴痛条

益气养荣汤方见首卷

【提要】概述了血风疮的临床特征、病因病机及辨证用药。

【白话文】

妇人自觉皮肤阵发性瘙痒，搔抓后常出现抓痕、血痂、色素沉着和苔藓样变等继发性皮损为临床特征，称之为血风疮，由风湿血燥所致，多因血虚受风，蕴热化燥，瘀阻经络。宜用加味逍遥散加黄连、生地。如疮结痂而愈，复起白屑，肌肤强硬者，乃血少不润也，宜服益气养荣汤补益气血。

臁疮证治

桂附地黄丸

【原文】　忧思郁怒肝脾损，湿热生疮长两臁。

外属三阳为易治，内属三阴治每难。

初起红肿败毒散，脓水淋漓补中煎。

晡热阴虚宜六味，食少畏寒桂附丸。

〖注〗妇人忧思郁怒，伤损肝脾，或饮食不调，损其胃气，则湿热下注；更被寒湿外邪所客，则必两臁生疮。外臁足三阳经，尚属易治；若生于内臁，属足三阴经，每多难愈。初起红肿，宜人参败毒散；溃后脓水淋漓，宜补中益气汤；若更晡热，是为阴亏，宜兼服六味地黄丸；若食少体倦畏寒，则为真阳不足，宜服桂附地黄丸，即六味地黄丸加肉桂、附子也。

人参败毒散方见产后痢条

补中益气汤方见首卷血崩条

六味地黄丸方见首卷

【提要】概述了臁疮的病因病机、辨证分型及用药。

【白话文】

妇人忧思郁怒，伤损肝脾，或饮食不调，损其胃气，则湿热下注，更被寒湿外邪所客，则必两臁生疮。外臁属足三阳经，尚属易治；若生于内臁属足三阴经，每多难愈。初起红肿，宜人参败毒散；溃后脓水淋漓，宜补中益气汤；若更晡热，是为阴亏，宜兼服六味地黄丸；若食少体倦畏寒，则为真阳不足，宜服桂附地黄丸，即六味地黄丸加肉桂、附子。桂附地黄丸具有温补肾阳的功效,以六味地黄丸为基础滋补肝肾之阴,又配以肉桂、附子温补肾中阳气,以达到"益火之源,以消阴翳"的目的。诸药配合,既补肾阴,又补肾阳,阴阳互生,阴中求阳,对于肾阳亏虚所致之疾患极为适宜。

足跟痛证治

【原文】　　　　督脉发源肾经过,三阴虚热足跟疼。

六味地黄滋真水,肿溃流脓用八珍。

〖注〗足跟乃督脉发源之地,足少阴肾经从此所过。若三阴虚热,则足跟疼痛,宜用大剂六味地黄丸料煎服,以峻补其真水。若痛久不愈,肿溃流脓者,宜服八珍汤,以大补其气血。

八珍汤见首卷

【提要】概述了足跟痛的临床症状、辨证分型及治法方药。

【白话文】

病人若以足跟肿胀、麻木疼痛、局部压痛、行走困难为特征,称之为足跟痛。足跟乃督脉发源之地,足少阴肾经从此所过;若精血亏虚,经脉失充,则筋失所养,骨失所主,骨痿筋弛,故站立或行走时跟部酸痛、隐痛、乏力,疼痛喜按,触之痛减。若三阴虚热,足跟疼痛,宜用大剂六味地黄丸煎服,以峻补其真水以荣筋骨。若痛久不愈,肿溃流脓者,宜服八珍汤,以大补其气血。

杂证门汇方

清热行血汤

桃仁　红花　穿山甲　赤芍_{各一钱}　丹皮　五灵脂　生地_{各二钱}
甘草_{五分}

上水煎服。

半夏厚朴汤

半夏　厚朴　苏叶　茯苓_{各二钱}

上生姜煎服。